健康长三角
理论与实践丛书

总主编 严隽琪

迈向健康中国

长三角卫生健康治理最佳实践

（第一辑）

TOWARDS
HEALTHY CHINA

张录法 汤 磊 刘庭芳

—— 主编 ——

上海交通大学 出版社
SHANGHAI JIAO TONG UNIVERSITY PRESS

内容提要

本书系"健康长三角理论与实践丛书"之一，由上海交通大学健康长三角研究院组织专家编写。全书分为管理篇、服务篇、技术篇三个篇章，以案例的形式展现了近年来上海市、江苏省、浙江省及安徽省各地在健康服务、智慧医疗、社区卫生以及医院管理等方面的特色实践和探索，旨在为全国各地推动"健康中国"战略落地以及医疗卫生和健康治理创新提供宝贵的经验借鉴。本书读者对象为医疗卫生和健康治理领域的专家、学者和基层实践者。

图书在版编目（CIP）数据

迈向健康中国：长三角卫生健康治理最佳实践. 第一辑 / 张录法, 汤磊, 刘庭芳主编.—上海：上海交通大学出版社, 2020

（健康长三角理论与实践丛书）

ISBN 978-7-313-23764-4

Ⅰ.①迈… Ⅱ.①张… ②汤… ③刘… Ⅲ.①长江三角洲—医疗卫生服务—研究 Ⅳ.①R199.2

中国版本图书馆CIP数据核字（2020）第171089号

迈向健康中国：长三角卫生健康治理最佳实践（第一辑）
MAIXIANG JIANKANG ZHONGGUO:
CHANG-SANJIAO WEISHENG JIANKANG ZHILI ZUIJIA SHIJIAN (DI-YI JI)

主　　编：张录法　汤　磊　刘庭芳			
出版发行：上海交通大学出版社	地　　址：上海市番禺路951号		
邮政编码：200030	电　　话：021-64071208		
印　　制：苏州市越洋印刷有限公司	经　　销：全国新华书店		
开　　本：710mm×1000mm　1/16	印　　张：12		
字　　数：154千字			
版　　次：2020年11月第1版	印　　次：2020年11月第1次印刷		
书　　号：ISBN 978-7-313-23764-4			
定　　价：69.00元			

健康长三角理论与实践丛书
编委会

本书编委会

主 编

张录法 汤 磊 刘庭芳

编委会委员
（以姓氏笔画为序）

丁 园	王恺宏	方 彪	刘思言	刘庭芳
许永国	李元欣	杨 帆	邱 越	何 达
张徐婧	张 鹏	罗 津	钱东福	高 静
黄 丞	梅寒雪	龚秀全	康 琳	董恩宏
蒋 锋	韩广华			

"健康长三角理论与实践丛书"序

　　我们每个人既是健康事业的建设者，又是受益者；既改变着健康环境，又受健康环境的影响。习近平总书记在2016年召开的全国卫生与健康大会上强调，要将健康融入所有政策，人民共建共享。2020年2月14日，习近平总书记在中央全面深化改革委员会第十二次会议上又强调，确保人民群众生命安全和身体健康，是我们党治国理政的一项重大任务。这为"健康中国"的实现指明了方向。

　　"全健康"需要摆脱单一的线性思维，身心兼顾、"防、治、康"并重，"医、工、理、文、体"一体化成为其重要的内涵。因为健康与科学知识、专业技术、药物器械等的进步有关，又与公共服务、金融服务、卫生政策、市场环境等系统的完善密不可分，所以现代健康事业离不开学科交叉、行业创新与全社会的合作；离不开大数据、互联网、精密机械、人工智能等高新技术的日新月异；离不开基层社会治理水平的不断完善；离不开优秀传统文化的挖掘承扬。"全健康"既是国家强盛的表现，更是国民福祉所系。

　　当今世界，各种要素的流动空前活跃，任何一个人、一个家庭、一个城市、一个省份，甚至一个国家都很难独善其身。在健康这个问题上，人类命运共同体的概念尤为突出。但从概念到现实，需要付出巨大的努力。长三角一体化已成为国家战略，长三角是在中国属于各方面基础条件较好的地方，如何能够在区域一体化方面率先作出探索，多省市协同，让长三角的老百姓尽快获得更普惠的高质量的卫生健康服务，让健康长三角成为健康中国的先行区，并形成经验，对全国的健康事业做出积极贡献，当是长三角的历史责任。

上海交通大学健康长三角研究院在2019年首届健康长三角峰会上宣告成立，这是区域协同、学科交叉的全新尝试，是上海交通大学积极承担社会责任和服务国家战略的充分体现，是该校勇于推进教育改革和开放式办学优良传统的继续。健康长三角研究院成立以来始终致力于贯彻落实"健康中国"和"长三角区域一体化"国家战略，立足长三角、放眼全中国，打造跨学科、跨部门、跨区域的政、事、产、学、研、创、智、用的开放式平台，力争边建设、边发挥作用。

正是基于此，上海交通大学健康长三角研究院决定推出"健康长三角理论与实践丛书"，旨在打造一套符合国情、凝聚共识、总结经验、推进合作的书系。本丛书将全面收集和梳理沪苏浙皖等省市在推动"健康中国"和"长三角区域一体化"国家战略进程中的主要举措、独特优势和角色定位，力图从体制机制、能力建设、人才培养以及风险监管等多个维度为各地推动健康长三角建设提供理论成果与实践借鉴。

期待"健康长三角理论与实践丛书"的推出，对推动健康领域研究，促进长三角健康事业发展，提升人民健康福祉，实现"健康中国"做出新贡献！

上海交通大学健康长三角研究院院务委员会主任

2020年9月

前　言

党的十九大报告指出"我国总体上实现小康，不久将全面建成小康社会，人民美好生活需要日益广泛，不仅对物质文化生活提出了更高要求，而且在民主、法治、公平、正义、安全、环境等方面的要求日益增长"。随着经济社会的发展，医疗健康作为人民最具普遍意义的美好生活需要，其在实现"两个一百年"奋斗目标和中华民族伟大复兴的中国梦的进程中具有重要的战略意义。2016年10月，中共中央、国务院印发《"健康中国2030"规划纲要》；2017年10月，党的十九大报告将实施"健康中国战略"纳入国家发展的基本方略；2019年12月，中共中央、国务院印发《长江三角洲区域一体化发展规划纲要》，"健康长三角"被写进长三角一体化发展纲要中来；2020年2月14日，习近平总书记在中央全面深化改革委员会第十二次会议上又强调，要确保人民群众生命安全和身体健康，把生物安全纳入国家安全体系。

在此背景下，上海交通大学健康长三角研究院以上海、江苏、浙江和安徽三省一市不同地区医疗卫生治理实践为个案，组织开展健康长三角医疗卫生治理最佳实践案例评选工作，希冀充分发挥长三角地区的经济社会与医疗卫生发展优势，探讨推动经济社会与医疗卫生治理深度融合发展之路，以更好地引导和服务长三角地区经济社会发展。

为深度探讨健康长三角医疗卫生治理创新实践案例，上海交通大学健康长三角研究院组织团队将三省一市不同地区选送的18个医疗卫生治理实践案例进行汇编，按照健康服务、智慧医疗、医院管理、行业监管、社区卫生以及专项工作等门类，最终归纳为管理、服务和技术三大篇章。案例汇编遵循客观性和科学性原则，从实践、理论和机制三个维度，全景式展现了三省一市不同地区参与健康长三角医疗卫生治理的状况。本书在内容上主要着眼于具体案例的背景与动因，深入调查相关举措与机制，系统分析不同个案的创新与成效，进而立足于公共卫生治理和经济社会发展等层面来归纳总结案例的启示与展望。这也在一定程度上有助于推动健康医疗领域政府、企业、市民及社会组织共同参与、共同治理与共同发展格局的形成。

群众实践是推动改革发展的智慧和力量之源。习近平总书记在纪念毛泽东同志诞辰120周年座谈会上的讲话中就深刻指出："坚持群众路线，就要坚持人民是决定我们前途命运的根本力量。"在"健康中国"和"健康长三角"建设进程中，广大基层人民群众丰富多彩、形式多样的实践里涌现出了一大批先进医疗卫生治理案例。例如，上海市虹口区"365"服务工作法，创新了家庭医生签约模式；上海市徐汇区"互联网+分级诊疗"，打造了医疗"全—专云平台"；江苏省常熟市第一人民医院以"认证促安全"——构建县级公立医院JCI认证之路；江苏省苏州市相城区开展了基于网格化管理模式下的医疗卫生服务探索与实践；浙江省宁波市"大雁"流动医疗服务，提供了解决山区群众"看病难"的新思路；浙江省台州市"健康一卡通"，开创了台州"智慧医疗"新局面；安徽省铜陵市"小切口、大动作"，构建具有铜陵特色的整合型健康服务体系；安徽省马鞍山市以"互联网+慢病管理+医联体"创建马鞍山慢病管理模式……由于篇幅限制，更多案例在此不再赘述。

可以说，这些优秀案例为指导健康长三角医疗卫生治理、经济发展乃至社会治理创新增添了丰富的理论和资料支撑，也为长三角医疗卫生一体化合作发展探索了现实的解决路径。上海交通大学健康长三角研究院在此基础上开展健康长三角医疗卫生治理最佳实践案例评选，整理出版《迈向健康中国：长三角卫生健康治理最佳实践》，既是为了进一步推广长三角地区深化医药卫生改革的成功经验，也旨在为国家长三角一体化战略落实和三省一市协同推进尽绵薄之力。

本书在编写过程中获得上海、江苏、浙江和安徽各地卫健、医保、民政等政府部门及相关医疗机构的大力支持，感谢三省一市组织安排了各地医疗卫生治理案例的申请报送工作，为健康长三角研究院获得第一手鲜活资料付出了辛劳，在此一并致谢！

目　录

■■■Ⅱ 管理篇

003　健康卫士"531"行动计划：医疗卫生行业综合监管措施的
　　　探索与实践

013　以"5+2"模式创新签约：做强家庭医生服务之路

023　以"认证促安全"：构建县级公立医院JCI认证之路

033　以供给侧改革为突破：建设农村区域性医疗卫生中心

043　"健康融入万策"：打造新时代健康余杭新模式

053　"小切口、大动作"：构建具有铜陵特色的整合型健康服务体系

■■■Ⅱ 服务篇

065　健康相城：基于网格化管理模式下的医疗卫生服务探索与实践

075　健康教育"百千万"行动计划：苏州市医学会践行"健康中国"战略

081　构建精神障碍社区康复新模式："康复驿站"助力精神健康

090　"大雁"流动医疗服务：打造解决大堰镇山区"看病难"新思路

099　医患友好文化视角：探索余杭区医共体建设新路径

110　"最多跑一次"：探索医改创新之路

119　"山路上的一道彩虹"：构建山区医疗新模式

技术篇

131 "365"服务工作法：创新家庭医生签约模式

142 "互联网＋分级诊疗"：打造医疗"全—专云平台"

153 SPD院内物流系统：区域医用耗材管理创新实践

162 "健康一卡通"：开创台州"智慧医疗"新局面

169 "互联网＋慢病管理＋医联体"：创建马鞍山市慢病管理模式

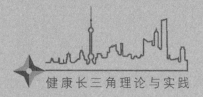
健康长三角理论与实践

管 理 篇

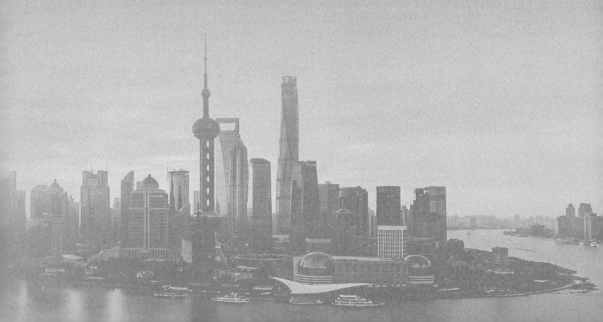

健康卫士"531"行动计划：医疗卫生行业综合监管措施的探索与实践

一、背景与动因

苏州建成于公元前514年，最早是吴国都城，是中国唯一依水而建、"河街并行"的"东方水城"，也是全国首批24个历史文化名城之一。苏州市地处长三角核心区，背靠"大上海"，具有良好的区位优势，总面积约为8 488平方公里，下辖四县市、六区。截至2018年末，苏州市户籍人口有703.55万人，常住人口有1 072.17万人。苏州市经济运行总体平稳，创新驱动、改革开放、城乡建设、生态保护、民生事业等各项工作取得新进展，高质量发展取得新成效。2018年，苏州市实现地区生产总值1.86万亿元，按可比价计算比上年增长6.8%。"健康苏州"战略扎实推进，截至2018年末，苏州市拥有各类医疗卫生机构3 380个，其中医院有206个，社区卫生服务中心（卫生院）有171个；卫生机构床位数为6.89万张，其中医院病床有5.80万张；拥有卫生技术人员8.52万人，其中执业医师和执业助理医师有3.01万人。

随着苏州市经济社会特别是健康服务业的发展和医药卫生体制改革的不断深入，多元医疗、公共卫生、计划生育等健康服务格局逐步形成。各类新科技、新技术的不断应用，各类新产业、新业态的不断涌现，使得医疗卫生领域得以迅猛发展，但各类违法、违规行为也屡禁不止。面对新形势，苏州市医疗卫生服务市场监管领域还存在法律法规制定滞后、机制缺失、诚信体系不完善、监管手段单一、监管基础相对薄弱等问题，难以保障医疗卫生服务市场的健康发展，亟需监管部门创新监管方法和手段，提升科学监管和执法水平，加快推进卫生计生治理体系和治理能力现代化进程。

为进一步规范和优化医疗卫生服务市场供给，适应"放管服"改革所提出的加强事中事后监管的要求，针对长期以来监管领域内存在的问题，苏州市卫健部门于2017年在全市范围内启动了健康卫士"531"行动计划。通过转变监管理念、创新监管手段、补齐监管短板、增强监管合力，加快推进卫生计生治理法治化、规范化、专业化、精准化、信息化进程，充分发挥健康监管的预防和促进作用，推进医疗卫生行业治理体系的建立和治理能力的现代化，满足百姓日益增长的健康需求，更好地保障人民群众的健康权益。

二、举措与机制

苏州市健康卫士"531"行动计划以依法公正监管、改革创新监管、提高监管效率为重点，开展医疗卫生行业综合监管举措探索和实践，发挥健康监管的制约、预防和促进作用，保障卫生健康服务安全。该行动计划主要内容包括：一个体系、三个重点、五大任务（见图1）。

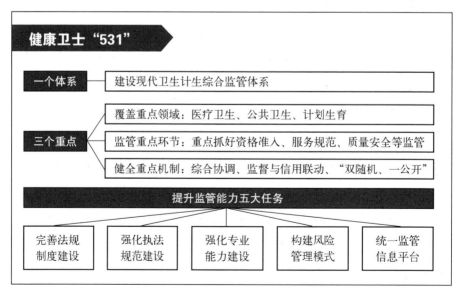

图1 苏州市健康卫士"531"行动计划框架

（一）一个体系

一个体系即打造现代卫生计生综合监管体系。一是健全执法网络，转变职能、整合资源，建立定位明确的卫生计生综合监督体系和制度。苏州市建有47个卫生监督分所，设立乡镇卫生计生办公室并承担监督管理职责，各县、区按常住人口0.8/10 000的标准配置卫生计生监督人员。二是明确监管责任，合理划分、依法规范市和县（区）两级卫生计生行政执法权限范围，落实主体职责。市级相关部门积极开展层级稽查督导，督促各县、区卫生监督机构依法规范执法行为，落实工作目标和任务，促进服务信息公开透明，强化指导服务，全面落实行政执法责任制。三是构建以政府为主导，行业组织、社会公众、大众媒体等社会力量积极参与的共治格局。一方面，强化行业的自我约束和管理，发挥行业组织的作用；另一方面，实行行风监督员、志愿者团队、有奖举报等制度，提高公众参与度。

（二）三个重点

1. 全面覆盖医疗卫生、公共卫生和计划生育三大重点领域

一是依法加强对医疗机构、从业人员、医疗技术应用、大型医疗设备等医疗服务要素的监管，严厉打击各类非法行医和非法采供血行为，严厉打击代孕、非医学需要的胎儿性别鉴定和选择性别的人工终止妊娠等违法违规行为。二是依法加强对公共场所卫生、饮用水卫生、学校卫生、职业卫生、放射卫生、传染病防治工作进行监管，开展针对住宿、美容美发、沐浴、游泳四类公共场所和学校的卫生综合监督评价，推进传染病防治分类监督试点工作。

2. 覆盖资格准入、服务规范、质量安全三大重点监督环节

一是严格管理审批事项和审批权限，细化医疗卫生机构、人员、设备、技术准入标准，在审批、许可、变更、校验环节推行信用公开承诺制度。二是充分运用大数据、物联网等现代信息技术对违规失信、投诉举报、监督抽检等信息进行筛选分析，加强执法监督指导，规范服务行为。三是在血液安全、医疗感染控制、临床医疗技术应用、抗菌药品临床应用、饮用水安全、学校卫生安全等专业领域建立健全质量安全评价和控制体系，提高防范和化解风险的能力。

3. 健全协调、联动、监管三大重点机制

一是综合协调机制。2018年9月，苏州市卫生计生与公安局、检察院、法院、工商局、食药监局六部门联合印发《关于建立苏州市打击非法行医和非法采供血工作联动机制的意见》，建立六部门信息共享、案情通报、案件移送制度，多部门间联动配合，形成工作合力。二是监督与信用联动机制。开展信用批量查询、行政处罚、行政许可"双公示"以及红黑名单管理，建立跨部门、跨地区、跨行业的守信激励和失信惩戒机制；开展医疗机构依法执业信用等级评价、医疗机构和医师不良执业行为记分管理。三是实施"双随机、一公开"监管机制。建立、完善定向和非定向"双随机"抽查、公开抽检结果的工作制度和工作细则，健全工作运行机制。

（三）五大任务

1. 完善法规制度建设

一是印发《苏州市医师不良执业行为记分管理办法》，全面评估《苏州市医疗机构执业管理办法》等规范性文件，根据立、改、废的评估意见组织实施修订工作。二是改进法制宣传教育的方式方法，依法加强对法定代表人、单位负责人和从业人员的培训，深入开展社会法制宣传教育，建立具有苏州特色、促进市民健康的法规制度和宣教体系。

2. 强化执法规范建设

一是制定医疗卫生、公共卫生、计划生育等专业领域的十大执法办案手册，出台了《苏州市卫生计生行政处罚自由裁量基准指导意见（试行）》，统一违法行为认定要件标准、违法情节裁量标准及行政处罚实施基准。二是实现卫生计生监督执法全过程记录，完善管理制度和办案程序，进一步规范执法行为，提高案件查办能力。

3. 提升专业能力

一是建立国家医疗服务监督苏州培训基地、国家放射卫生监督苏州培训基地、国家卫生计生执法苏州科研基地,在苏州市实行首席监督员制度,选派卫生监督员到国家监督局进行岗位锻炼,并赴医疗机构实践;选聘来自29个专业的417名医疗技术专家组成专家库,形成以卫生监督员为主要力量、医疗专家为技术支撑、卫生监督协管为补充的专业化执法队伍。二是在苏州市卫生监督机构内设置快检室并配备快速检测设备,开展年度苏州市一线卫生监督执法人员现场快速检测知识和技能培训。

4. 构建风险管理模式

在医疗卫生、公共卫生、计生监管领域大力推行全环节、全过程风险分级监督管理模式。结合本地区和监管行业特点,在风险评级的基础上,开展针对性监管,提高监管的精准性。

5. 统一监管信息平台

苏州市建设全市卫生计生综合监管信息平台,建立"一户一档"动态电子监管档案,实现审批信息、监管信息、信用信息互通共享、部门联动;以执法全过程记录制度、行政处罚自由裁量数字化基准模式、"双随机、一公开"监管、全过程风险分级监管业务为支撑,实现高效、精准、科学的监管。

三、创新与成效

通过三年的努力,苏州市将"双随机、一公开"、信用管理、联合惩戒、风险管理与日常监督、专业治理相结合,开拓创新,对症施治,在医疗卫生健康领域治理取得了显著成效。

(一)基层执法力量全面增强

自食品监管职能从卫生部门划转后,苏州市基层监督机构人才流失严重,监管体系功能出现缺失,一线监督执法人员士气低落。通过健康卫士"531"行动计划的推进与实施,苏州市卫生监督机构的体系建设再次步入正轨。在人事、编办、财政等多部门的支持下,苏州市卫生监督执法工作的政策倾斜度和经费投入力度不断加大,同时现有执法机构也在加速整合，苏州市卫生监督机构一线监督执法人员配比及分所建设得到有效加强。苏州市共建立了49个卫生监督分所，设立乡镇卫生计生办公室，按常住人口0.8/10 000的标准配置卫生监督员537人、监督协管人员493人，基层执法力量得到有效增强，监督执法工作覆盖面得到有效拓展。

（二）创新性规章制度有效实施

通过健康卫士"531"行动计划的推进与实施，苏州市在上位法的框架内，以地方立法及规范性文件的形式制定了适应全市监管现状的"特定政策"，先后出台了《苏州市医师不良执业行为记分管理办法》《关于建立苏州市打击非法行医和非法采供血工作联动机制的意见》《"双随机、一公开"抽查制度》《苏州市卫生计生行政处罚自由裁量基准指导意见（试行）》《苏州市卫生计生行政执法诚信激励与失信惩戒制度》等一批有针对性的地方规章和部门规范性文件，有效填补了法律、制度的空白和监管漏洞，提高了监管工作的针对性和有效性，一定程度上缓解了医疗卫生治理法治化进程滞后、制度缺失导致的监管无力问题。

（三）综合监管措施提升治理成效

通过建立和发挥信用管理、"双随机、一公开"、部门联动、跨地区联合执法等新型管理措施和机制，以及对"互联网＋卫监"新模式的探索，以信息互通共享加强对医疗卫生领域内重点行业、重点领域、重点环节的监管，推动对临床大处方及过度医疗行为的综合监管，治理成效显著提升。2017—2019年，苏州市共对6 778家医疗和公共卫生单位开展随机抽查和抽检，抽检合格率在85%以上，同时查处了一批不合格机构。截至2019年初，苏州市对467家医疗机构予以记分管理，暂停执业32家；对808人次医师予以记分，18人被调离原岗位接受培训；医疗机构医疗废物远程监控管理率达73%，实现了监管效能的倍增。

（四）综合执法力度全面增强

监管重心逐步从公共卫生领域向技术含量更高的医疗领域倾斜。

2017年至2018年,苏州市日常涉医类检查户次数占比从30%提高至55%,医疗卫生领域内大案、要案处理率也有历史性突破。在2018年度全国卫生行政执法案例评查工作中,苏州市卫生监督所申报的2个案例被评选为全国优秀案例,另有6个案例被评为省级一、二、三等奖。2017年,苏州市立案处罚及罚没款同比增长52.7%;2018年,这一指标同比增长了100%。两年来,苏州市共计检查各类医疗卫生和公共卫生单位93 798户次,开展联合检查250余次,立案1 773件,罚没款总额为1 400余万元,实施吊证(科目)及暂停执业17户,移送公安(司法)机关的案件达79件。此外,非法行医案件从前期的高峰逐步回落,2018年共计有1 372起,同比降幅达47%,"打非"工作取得阶段性成效。

（五）社会影响力进一步扩大

关于苏州市医疗服务监管信用管理、"打非"罚没药品器械集中销毁、护理院优质服务三年行动计划等亮点工作的报道,先后登上了《光明日报》《健康报》等媒体,实现了报道的持续提档升级。

2017年3月,"苏州医疗环境'信用当道'"登上央视网(见图2)。2017年6月,国务院医改办将苏州现代卫生计生综合监管体系建设列为35项全国医改重大典型经验之一并推广至全国。2017年7月,国务院深改办专题刊发简报,全面介绍苏州医改工作(见图3)。2018年

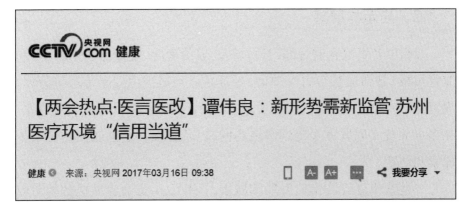

图2　苏州卫生行业监管作为2017年两会热点登上央视网健康频道

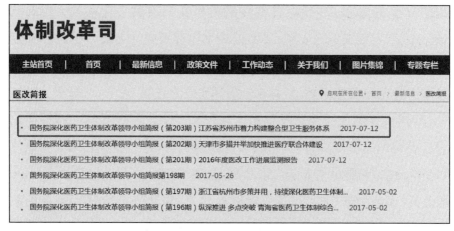

图3　2017年7月国务院体改司刊发简报介绍苏州医改工作

1月，苏州市卫健委谭伟良主任作为唯一的地级市代表在全国卫生计生工作会议上就"探索医疗卫生行业综合监管体系"做交流发言。2018年2月，苏州市委研究室、改革办在《苏州改革》上专题刊登了《医疗卫生行业综合监管体系建设的苏州探索与实践》，得到时任苏州市委书记的批示，充分肯定已有成绩并提出下一步工作要求；医疗废物在线监测、医疗服务信用管理、"打非"罚没物品集中销毁、护理院优质服务三年行动计划等亮点工作，先后登上《人民日报》《光明日报》《健康报》等国家级和行业主流媒体。

四、启示与展望

苏州市各级卫生监督部门通过转变监管理念、创新监管手段、补齐监管短板、增强监管合力等举措，加速推进地区卫生计生治理法治化、规范化、专业化、精准化、信息化进程，综合监管工作取得了显著成效。在多方面现实问题逐步得到解决的同时，仍存在以下问题值得进一步探索和创新。

一是苏州是经济快速发展的城市，医疗卫生行业管理机构相对较多，但基层卫生监督执法力量薄弱，区域发展不充分不平衡的矛盾依旧十分突出。每百家被监管单位配置的监督员数量仅为1.38名,低于全国平均数的2.22名,距离国家标准尚有一定距离。

二是新旧执法模式更替面临的挑战。互联网经济促使市场新兴主体快速成长,卫生健康领域也产生了大量的新业态、新模式,监督执法模式正由人力执法向智慧监管转变、全面执法向"双随机"监管转变、孤立执法向协同治理转变。传统执法模式已不适应当前时代发展的要求,新型执法模式也尚未在全地域、全专业铺开。

三是"放管服"改革对卫生监督执法要求更高。如何加大事中事后监管,是一个综合命题,需要探索智慧监管、审慎监管,研究、制定与共享经济相适应的监管措施,这对执法能力提出了更高的要求和更大的挑战。

四是尚缺乏调动监督人员工作积极性的有效政策机制。等级监督员制度的实施以及职务职级平行政策在市级监督机构层面尚未开展,尽职免责的规定亟待制定。

五是卫生法律法规相对滞后。目前的卫生法律法规大多是在20世纪80年代末90年代初制定的,处罚力度小,执法成本高,不能及时应对新时代中国特色社会主义市场经济的迅速发展所带来的新问题和新现象,达不到行政处罚应有的惩罚、教育目的,阻碍了执法有效性的提高,亟待修改。

（报送单位：江苏省苏州市卫生健康委员会）

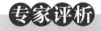
专家评析

提高医疗卫生行业综合监管能力是我国深化医药卫生体制改革的重点任务之一,是在"健康中国"背景下提高卫生健康治理能力的必然要求。然而，我国在医疗卫生行业综合监管的基本理论、监管方法和监管工具等方面尚存较大的改善空间。

苏州市相城区卫健部门启动的健康卫士"531"行动计划是医疗卫生行业综合监管领域中的杰出代表。"531"行动计划在监管方面体现了如下特点：① 监管理念的转变。既往的监管多为震慑式监管，容易造成监管者和被监管者处于对立状态，并且监管成本高昂。"531"行动计划则体现出回应式监管的核心理念，即根据不同监管对象，制定有针对性的监管策略，采用多样化的手段进行监管。监管者常常扮演服务者的角色，从而产生了良好的合作关系。② 监管内容的拓展。"531"行动计划在常规监管的基础上，探索了医疗服务信用监管这一重点与难点领域。由于医疗服务信用性质特殊、内涵复杂、外延多变，因而难以监管，但同时又具有监管必要性。"531"行动计划在这方面做出的有益探索将有助于推动我国医疗卫生行业综合监管体系的发展与进步。③ 监管手段的创新。"531"行动计划在智慧监管方面的探索也可圈可点。随着信息化时代的来临，大数据、人工智能等手段将在监管中发挥越来越重要的作用。

在未来的发展中，医疗卫生行业综合监管还需要进一步加强全行业、全过程、全要素的监管，贯彻全面监管的理念，同时加大宣传，动员社会各方力量共同参与。

刘庭芳

上海交通大学健康长三角研究院　首席科学家

清华大学医院管理研究院　创始人、院长高级顾问

清华大学医院管理研究院中外医院评价研究中心　主任

清华大学医院管理研究院　教授、研究生导师、博士后导师

清华大学公共健康研究中心（校级机构）医疗管理评价研究所　所长

以"5+2"模式创新签约：
做强家庭医生服务之路

一、背景与动因

常州市金坛区地处江苏省南部，为宁（南京）、沪（上海）、杭（杭州）地理中心。金坛区东与常州市武进区相连；西接茅山，与句容市接壤；南濒长荡湖，与溧阳、宜兴市依水相望；北与丹阳市、镇江丹徒区毗邻。金坛区总面积为975.46平方公里，全区辖3个街道6个镇。截至2017年底，金坛区常住人口为56.1万人（户籍人口为55.34万人）。2017年，全区实现地区生产总值708亿元，主要经济指标增幅持续位居常州市6个辖市区、苏南43个县（市、区）的前列。截至2017年底，全区城镇、农村居民人均可支配收入分别达46 878元和24 202元；拥有各级各类医疗卫生机构202家，其中三级医院1家，二级医院1家，卫生院11家，社区卫生服务中心2家，民营医院7家，村卫生室90家，社区卫生服务站15家；医疗机构实际开放床位2 490张，千人拥有床位数4.45张；全区有卫生技术人员3 032人，其中执业（助理）医师1 435人，注册护士1 469人，千人拥有医生数2.56人，千人拥有护士数2.62人。2017年，常州市金坛区各级医疗机构门/急诊诊疗人次为218万，住院人次为6.37万。

近年来，金坛区以深化医药卫生体制改革为总体要求，坚持"保基本、强基层、建机制"原则，围绕推进"健康金坛"建设，实现人人享有基本医疗卫生服务为目标，以维护人民群众健康为中心，促进医疗卫生工作重心下移、资源下沉，结合基层医疗卫生机构综合改革和全科医生制度建设，加快转变基层服务模式，全面推进家庭医生签约服务。

针对以往健康管理团队签约服务中存在的突出问题，如家庭医生层面缺乏激励机制、签约居民层面缺乏优惠政策、管理层面缺乏考核支撑等状况，金坛区对家庭医生签约服务进行了大胆探索，积极创新签约服务新模式，通过建立第三方购买服务机制，实行"项目化运作、自主式签约、清单式服务、优先化诊疗、绩效化考核"和"提升家庭医生和签约居民积极性"的"5+2"签约服务新模式，较好地满足了人民群众日益增长的健康保健需求。2017年，金坛区家庭医生签约服务荣获"江苏省家庭医生签约服务十大创新举措奖"，区卫计局荣获"常州市家庭医生签约服务优秀组织奖"等荣誉称号。

二、举措与机制

家庭医生签约服务推进中一直存在四个层面的问题：一是家庭医生层面缺乏有效的激励机制。受单位绩效工资总量的限制，家庭医生提供签约服务得不到合理的报酬，在人员聘用、职称晋升、在职培训、评奖推优等方面没有向家庭医生倾斜，严重损害了家庭医生开展签约服务的积极性。二是签约居民层面缺乏有效的优惠政策。居民在综合健康评估、体格检查、门诊住院、双向转诊等方面没有获得感。三是技术层面缺乏有效的硬软件支撑。因为没有必要的设施设备，严重影响了家庭医生签约服务的质量和效率，阻碍了签约服务的可持续推进。四是管理层面缺乏有效的考核支撑。没有建立以签约对象的数量、质量和满意度等为核心的签约服务指标体系，签约服务流于形式，出现"只签约、不履约"状况，失信于民。

为了解决以上问题，金坛区在家庭医生运行机制、薪酬待遇、优惠政策、服务质量和信息支撑五个方面实现了系统的改革与突破。

（一）建立了第三方购买服务机制

家庭医生签约项目化运作是"5+2"新模式的核心。为此，金坛区成立了江苏省首家家庭医生协会（见图4），依托协会把家庭医生签约服务纳入项目化管理范畴。协会招募了具有执业资质的家庭医生157

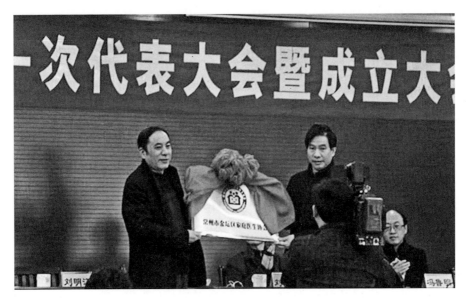

图4　常州市金坛区家庭医生协会第一次代表大会

名,协调财政和人社筹集签约服务经费810万元,用于购买家庭医生签约服务。在实际运作中,家庭医生协会依据考核结果核拨签约服务经费,由协会直接打入家庭医生个人账户,不受家庭医生所在医疗机构绩效工资总量的限制。

(二) 建立了家庭医生签约服务经费的分担和核算机制

根据签约服务内容、签约居民的结构、基本医保基金和公共卫生经费等要素,建立了签约服务经费的分担机制,医保基金和公共卫生服务经费按1:1的比例各出资150万元,共计300万元作为家庭医生签约服务经费;核定每个家庭医生签约户数不超过500户,签约人数不超过1 500人,城区和农村家庭医生签约服务费补助标准分别为80元/户和50元/户,实施城乡家庭医生签约服务费差别化政策。2018年核定的签约服务费用总计为510万元。签约服务经费补助是家庭医生劳务性报酬,独立核算,不纳入家庭医生绩效工资总额。建立家庭医生签约服务数量、质量和满意度等绩效考核指标,并依据考核结果发放签约服务费。

（三）配套利民惠民政策

一是为居民免费开展健康体检，结合居民的生活习惯、病史、家庭史等进行综合性的健康评估，给出个性化健康指导方案，提供全天候免费健康咨询服务。二是建立签约服务医疗专家库，汇集全区内科、外科、妇儿多学科领域的24名医疗专家，为家庭医生提供上转患者的优先预约、优先诊疗、优先住院以及疑难杂症的专业技术指导，有效解决了签约居民生大病看病难的问题。

（四）推行综合健康管理

一是以群众需求为导向提供上门服务，以高血压、糖尿病为重点，做实慢病管理。二是提供便捷的现场医学检验服务，家庭医生为重点人群开展用药指导和转诊服务，免费提供血压、血糖、血脂、血氧和心电检查等，围绕居民健康问题，推行个性化签约服务，将医疗服务和公共卫生服务有机融合，提高签约服务吸引力，增强签约居民的获得感。

（五）研发家医签约信息支撑平台

强化签约服务支撑体系建设，研制家庭医生签约服务信息平台（见图5），全面支撑家庭医生签约服务工作的开展。签约服务平台致力于实现三方面功能：一是采用"双认证"的方式保证签约的真实性。家庭医生需要刷身份证才能登录系统，签约需要居民的身份证或社保卡才能完成，以确保面对面签约的真实性。二是家庭签约平台能够提供服务引导，定期为家庭医生提供服务提醒，同时联通居民手机，群发短信，居民能接收到家庭医生的健康宣教信息。三是实现互联互通。首先，与公共卫生系统联通，家庭医生可现场采集信息，实时完善居民电子健康档案。其次，后台可以统计出慢病规范化管理率、控制率等绩效数据。再次，与诊疗HIS（Hospital Information System，医院信息系统）联通，后台可采集到签约居民的首诊情况，统计出基层首诊率。最后，与人社、医保系统联通，了解签约居民的医保费用使用情况，有效反映居民健康管理成效。

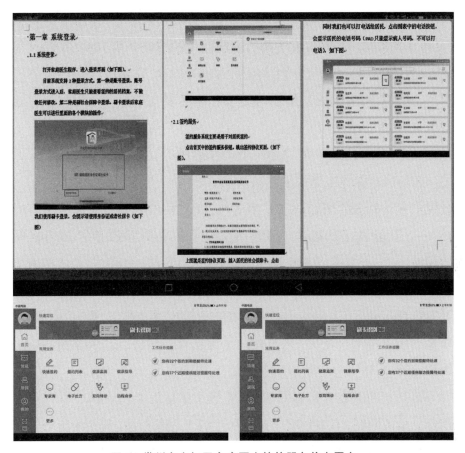

图5　常州市金坛区家庭医生签约服务信息平台

三、创新与成效

(一) 签约率稳步提升,签约居民健康管理取得明显成效

自"5+2"签约服务新模式实施以来,截至2018年6月,金坛区家庭医生签约居民总户数为76 720户,签约总人数达到191 800人,签约覆盖率为34.2%;重点人群签约数为146 407人,签约率为74%;特殊人群签约数为15 020人,签约率为93%。在签约的重点人群中,高血压规范管理率为65.2%,高血压控制率为73%;糖尿病规范管理率为67%,糖尿病控制率为52%;老年人体检率为78.3%,产后访视率为88.52%。由此可见,签约居民的健康管理取得明显成效。

金坛区委托第三方对签约居民进行满意度调查，共抽样调查了3 249位签约居民，被调查对象对家庭医生的知晓率为78%，签约过程中家庭医生对居民进行宣教体检的占比为71%，家庭医生签约服务工作群众满意率超过86%，有80%的受访者希望家庭医生加强与他们的沟通交流，并提供上门服务。

（二）理念焕然一新，多赢局面初步形成

金坛区自深化医药卫生体制改革以来，首先实现了理念的转变：一是建立了购买服务理念，变"让我做"为"我要做"，提升家庭医生的积极性；二是建立了利益导向理念，变"让我签"为"我要签"，提升居民的积极性；三是建立了服务质量理念，变"只签约、不履约"为做实做细做深签约服务；四是建立了综合健康理念，变"单一医疗服务"为综合健康管理服务；五是建立了绩效考核理念，变"单一数量考核"为数量、质量和满意度综合考核；六是建立了信息管理理念，变"粗放管理"为精细化管理，以信息化管理为手段。

第三方购买服务机制的实施，打破了家庭医生所在医疗机构绩效工资总量的限制，有效调动了家庭医生的工作积极性，其签约服务的质量和效益得到明显提升。第三方购买服务机制实施一年多以来，全区提供签约服务的家庭医生人均获得签约服务费2.1万元。通过家庭医生医疗专家库对接家庭医生转诊服务，落实签约服务转诊对象优先预约、优先就诊、优先检查和优先住院等便民措施，为转诊患者提供绿色通道；家庭医生为签约居民免费开展健康体检、健康评估，提供个性化健康指导方案；对高血压和糖尿病患者实行先签约家庭医生，再按规定办理并享受职工医保门诊慢性病药费补助政策，引导群众主动在基层首诊或向基层转诊等举措，极大地增强了签约服务的吸引力，增强了签约居民的获得感。

（三）依托互联互通的签约服务平台，实现了签约、服务和管理的闭环

推进"互联网+家庭医生签约服务"，使区域内的家庭医生签约平台与医疗、公共卫生、医保等信息系统互联互通,实现信息共享,完善居民健康档案,实现跨机构业务协同,支持家庭医生签约服务。家庭医生签约服务平台提供居民签约、健康评估、体格检查、服务包选择、健康档案信息采集、随访、诊疗服务等功能,借助移动客户端、公众微信号,搭建家庭医生与签约对象、家庭医生与上级医院医生之间的信息沟通和交流平台,开展健康咨询、双向转诊、远程医疗等便捷服务,为签约服务管理者提供服务质量监测、绩效考核等监管手段,使家庭医生能够及时采集、便捷使用居民健康信息,为签约居民提供全生命周期、个体化健康管理服务。

四、启示与展望

"5+2"签约服务新模式对于基层医疗卫生服务模式的完善具有全面的促进作用。一是提高了居民在基层医疗卫生机构就诊的比例,把签约对象的基本健康问题留在基层解决。二是促进全科医生向家庭医生转变,全科医生在承担医院基本医疗任务的前提下,逐步向基本公共卫生和健康管理方向转变,真正成为百姓健康的"守门人"。三是加强了家庭医生签约服务与卫生改革和分级诊疗制度建设等改革工作的衔接,改革的叠加效应初步显现。

总体而言,以上工作成绩的取得主要还是靠机制的创新,正是因为建立了财政、医保和个人付费等多渠道补偿机制,落实了签约服务各项经费保障,才有效激发了家庭医生的积极性。正是因为有了坚实的健康管理综合服务平台和家庭医生签约信息系统,才实现了与公共卫生系统、HIS系统的互联互通,将专科医生、家庭医生、签约居民信息全部纳入整合后的平台实行统一管理。

但在改革与创新的过程中还存在着一些不足。一是目前的一些政策和制度的设计还远远满足不了人民群众对签约服务的需求,仍存在不平衡和不充分的问题。二是全科医生在转向家庭医生职业化发展道路上还存在制度障碍，要实现家庭医生职业化、社会化发展，必须要进行顶层设计，做出相应的制度安排。三是医保的支付和引导作用还不明显，家庭医生作为签约对象就医转诊"守门人"的作用还未真正落实，基本医保门诊统筹，双向转诊住院起付线累积政策，不同级别的医疗机构报销比例差距还未真正拉大。四是家庭医生的控费作用不明显，签约对象首选家庭医生就诊的比例还不高，双向转诊制度有待进一步加强，签约对象到医院就医必须经家庭医生同意的路径仍未打通，签约与未签约的医保对待政策区别不大。

为了更好地完善家庭医生签约服务模式，今后可在以下方面继续进行探索。一是建立"以病人为中心、以问题为导向、以证据为基础"的家庭医生"全科医学"诊疗思维模式，加快全科医生向家庭医生身份的转变，以社会化、职业化为发展路径，逐步建立家庭医生与社区医疗中心、私人诊所、公立医院等医疗机构的紧密合作模式。二是鼓励民营资本举办家庭医生诊所，建立社区医疗中心患者预约就诊制度和家庭医生转诊系统，并以家庭医生诊所为载体，为签约居民提供全方位全周期的健康管理服务。三是支持家庭医生健康"守门人"制度和医保支付制度的有机结合，签约居民必须经家庭医生首诊后方能到社区医疗中心以上等级医疗机构就诊、住院，否则社区医疗中心不予接受，医保不予报销，真正发挥家庭医生的控费作用。四是完善家庭医生薪酬制度，做好与公立医院薪酬制度的衔接，确保家庭医生的收入不低于公立医院医生的收入水平，有效调动家庭医生的积极性，推动签约服务可持续发展。

（报送单位：江苏省常州市金坛区人民政府）

专家评析

实施"健康中国"战略,"保基本、强基层、建机制",坚持把基本医疗卫生制度作为公共产品向全民提供的基本理念不可或缺。各地探索家庭医生和医疗联合体等模式以期达到强基层、理顺就医秩序和优化配置资源的目的。然而,患者极度自由的择医权和对基层医疗机构的不信任,使得"强基层"并未真正强起来。家庭医生制度作为"强基层"的重要举措,担当着民众健康"守门人"的神圣职责,如何创新签约、提升家庭医生提供医疗健康服务的积极性和能级,使签约服务不是流于形式,避免"只签约、不履约"的情况,成为当前亟待解决的问题。

本案例紧扣推行家庭医生制度存在的典型问题,如家庭医生层面缺乏激励机制、签约居民层面缺乏优惠政策、管理层面缺乏考核支撑等,通过建立第三方购买服务机制,实行"项目化运作、自主式签约、清单式服务、优先化诊疗、绩效化考核"和"提升家庭医生和签约居民积极性"的"5+2"签约服务新模式,做强做实家庭医生的服务之路,取得了多赢效果。

"5+2"签约服务新模式的核心包括如下方面:

首先,根据签约服务内容、签约居民的结构、基本医保基金和公共卫生经费等要素,医保基金和公共卫生服务经费按1:1的比例各出必要经费,建立签约服务经费的分担机制,从财力上提供了家庭医生制度有效实施的核心基础。

其次,直接通过第三方购买家庭医生签约服务,并通过家庭医生协会依据各个家庭医生的考核结果核拨签约服务经费,直接打入家庭医生个人账户,不受家庭医生所在医疗机构绩效工资总量的限制。购买核拨机制大大调动了家庭医生的工作积极性,有效的扶持和科学的绩效评估约束激励机制,焕发了家庭医生团队的内在积极性和潜在提供能力,令签约服务的质量和效益得到明显提升。

　　再次，急慢分治，精准施策。留住核心患者，如对高血压和糖尿病等慢病患者实行先签约家庭医生，再按规定办理使患者享受职工医保门诊慢病药费补助政策，引导慢病患者高频使用便捷的基层医疗服务，增强了签约的针对性。

　　最后，针对智能化发展趋势，研发并依托互联互通的健康管理综合服务平台和家医签约信息支撑平台，实现签约、服务和管理的闭环，形成多赢格局，实现跨机构业务的协同，共同为居民提供医疗健康服务。

　　尽管如此，案例中"以群众需求为导向提供上门服务"和"免费提供血压、血糖、血脂、血氧和心电检查等"举措，容易形成居民或患者的福利刚性，带来后续不可持续发展的隐患。请该案例方慎重对待，并适时进行系统评估，以发现问题，及时修正和完善创新签约方案。

黄　丞
上海交通大学健康长三角研究院　双聘研究员
上海交通大学安泰经济与管理学院　副教授、博导
上海交通大学中国医院发展研究院卫生经济与管理研究所　所长

以"认证促安全"：构建县级
公立医院JCI认证之路

一、背景与动因

安全是医院管理永恒的主题。"医院安全"是指医院在经营管理过程中通过系统、科学的医院安全管理来保障医务人员和病人在医院活动过程中不受伤害，并且通过降低医院风险、减少医疗纠纷来保证医院良性运转。医院安全需要每一位员工、患者及相关人员的共同维护，特别是医院员工，作为医疗服务和安全生产的直接提供者，拥有一致的安全理念并遵循一定的行为规范，需要"文化"来引领，即"安全文化"。"医院安全文化"的概念由Singer等学者在2003年首先提出。此后，国际医疗机构认证联合委员会JCI（Joint Commission International）将医院安全文化进行了创新和升华，力求营造一种非惩罚性的环境，鼓励员工上报医疗环境中的不良事件，分析、查找系统原因，以便从错误中吸取教训，防范同类错误再发生，进一步保证医院安全。

常熟市隶属苏州市，是一个经济发达、风景秀丽的文化古城，综合实力连续多年名列全国百强县第四位。2018年，常熟市人均GDP达158 332元。常熟市经济繁荣发达，居民健康意识不断提高，为当地医院发展带来新机遇，医院门/急诊诊疗人次、住院病人数、手术数量等指标均逐年提升，与此同时，医院也面临前所未有的挑战。一是外来流动人口大量增加，医疗资源配置相对紧缺；二是老龄化程度趋高，进一步增加了对医疗资源的需求；三是医院年轻医护人员较多，临床经验不足，应对突发事件的能力较为薄弱；四是医院全面信息化导致安全风险变得无形且没有边界；五是医院上下对患者安全的重要性认识不足，关于患者安全的文化氛围和患者安全教育培训体系还有待建立和完善；六是医院在水电气管理、消防管控、后勤支持等方面投入不足，外包工人流动性大且操作不规范，增加了医院的安全隐患。

安全对于医院生存发展的重要性不言而喻。如何建立适合医院实际的安全文化也成为医院管理者面临的一个重要课题和挑战。JCI标准作为全世界公认的医疗服务最新标准，其认证的主要关注点是医院的质量和安全。因此，常熟市第一人民医院自2014年底引入JCI标准到2017年初正式通过JCI认证，紧密结合JCI的核心理念，通过健全医院安全文化管理组织体系、完善制度流程、营造安全文化氛围、优化不良事件上报系统以及应用多种现代化的医院管理工具，对医疗质量与安全监测指标进行持续改进，建立了一套行之有效的医院安全文化策略。

二、举措与机制

（一）健全质量安全组织体系

在JCI医院安全文化理念的指导下，常熟市第一人民医院建立了由决策层、管理层、执行层组成的医院质量和安全管理的三层组织结构体系（见图6）。第一层架构是决策层，即一级专业委员会和最高权力机构——医院质量改进与患者安全委员会，由院长直接负责并担任委员会主任委员，由质量改进办公室主任担任秘书。第二层架构是管理层，由12个相关二级专业委员会组成，二级专业委员会由相关分管院长担任主任委员，相关职能科室主任担任秘书。第三层架构是执行层，由临床医技科室主任、护士长和科室技术骨干组成，同时分设多个项目改进小组，负责对应部门的质量和安全管理，收集数据后汇总分析原因，并按照戴明循环PDCA（plan—do—check—act）模型推进质量和安全体系持续改进。

（二）建立标准化制度流程

常熟市第一人民医院在JCI认证过程中主要从以下两个方面推进

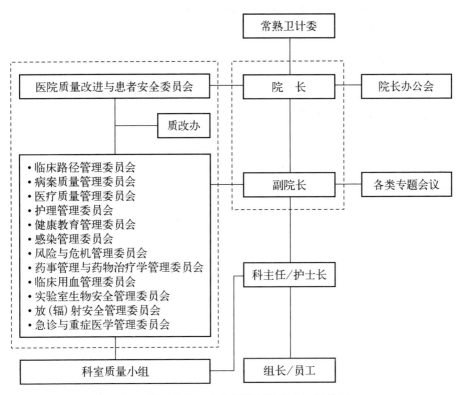

图6　常熟市第一人民医院质量安全组织体系

标准化的制度建设：一是制度格式标准化；二是制度内容标准化。在安全项目改进期间，各职能部门按照医院制度标准化要求修订和完善制度内容，报送专业委员会讨论，再下发至执行部门征求意见，最终修订并完善各类制度270项，制订部门服务计划65项，制定岗位说明书709项。

（三）营造浓厚的安全文化氛围

安全氛围能够看得到或者体验到，是保证医院安全最直观和最形象的表达。营造浓厚的安全文化氛围能提高医务人员对安全工作的认知，将医院安全、患者安全作为全院职工的价值认同和自觉行动。为此，常熟市第一人民医院开展了安全宣传、建立安全视觉识别系统、安全设施改造、开展非惩罚性的不良事件通报管理。

（四）建立以指标监测为基础的改进机制

常熟市第一人民医院在安全项目改进中，注重用数据说话，建立质量监测指标库，由全院各部门/科室级质量监测指标构成，如患者安全目标、急救管理、临床路径、抗菌药物管理等指标，涉及多个科室，且整改时需要多部门联合参与。每年从"上级主管部门要求、医院战略目标、质量短板、高风险领域、易于监测、患者满意"六大方面进行综合评估，同时结合上一年度质量监测情况确定本年度全院和科室层面优先进行质量改进的项目，监测临床领域、管理领域、患者安全等六大目标的执行情况，对监测数据未达到目标值的指标，运用 PDCA、失效模式及后果分析 FMEA（failure mode and effect analysis）和根本原因分析 RCA（root cause analysis）等质量工具进行改善（见表 1），对连续 4 个周期达标的监测指标给予结题，并将改善成效纳入标准化作业流程。

表 1　常熟市第一人民医院重点监测指标

序号	指　标　名　称	监测频率	目标值
1	患者身份识别操作正确率	每月	≥95%
2	危急值报告时限规范处理合格率	每月	≥95%
3	药房外储备的高警讯药物存放合格率	每月	≥95%
4	手术 time out 正确执行率	每月	≥95%
5	手术卫生依从性	每月	≥90%
6	洗手正确率	每月	≥85%
7	住院患者跌倒所致 2 级以上伤害发生率	季度	≤0.3‰
8	ICU 患者深静脉血栓（DVT, deep vein thrombosis）预防率	每月	≥95%
9	危化品管理合格率	每月	≥95%
10	院内急救 5 分钟到达及时率	每月	≥95%

三、创新与成效

（一）医院安全文化调查结果显著性改变

2017 年，常熟市第一人民医院建立了 120 多个监测指标，对患者评估、院内急救、卒中溶栓、创伤急救、高警讯药物管理、危急值管理、跌倒管理、交接班等100多项流程进行了改造和优化,运用PDCA改进并结题的项目有50多个。经过不断磨合,医院完善了医院质量与患者安全委员会主导下的质量评估—监测—改善运行机制,挖掘医疗服务流程中的短板,通过跨部门的团队合作模式,优化流程,实现了医疗服务更加高效和患者更安全的目标。为了解改进成效,医院在全院范围内进行安全文化调查,采取相同的调查形式和问卷,收到有效问卷1 081份,回收率达100%。调查结果显示,绝大部分指标在改进项目完成后均得到显著提高,如表2和表3所示。

表2　2016年全院两次安全文化调查各维度得分的比较情况

维度	维 度 名 称	维度得分情况	
		改进前（6月）	改进后（11月）
V1	科室团队协作	4.57	4.64
V2	管理者促进安全的期望和行动	4.18	4.25
V3	组织学习与持续改进	4.43	4.53
V4	管理者对患者安全的支持	4.18	4.32
V5	对患者安全的认知	3.48	4.24
V6	对差错的反馈与沟通	4.36	4.48
V7	沟通的公开性	4.08	4.29
V8	事件报告的频率	4.10	4.38
V9	科室间的协作	4.18	4.42
V10	交接班与转科	3.6	4.05
V11	对差错的非惩罚反应	2.57	4.22

表3　列为改进范围的6个条目的改进情况比较

序号	条目序号	列为改进范围的条目	各条目得分		积极反应率/%	
			改进前（6月）	改进后（11月）	改进前（6月）	改进后（11月）
1	A7R	员工会担心所犯的错误会记入档案	2.31	4.36	17.88	84.83
2	A6R	报告事件时,注重描述个人行为,而不是叙述问题	2.8	3.88	32.64	68.09
3	A8R	本部门存在患者安全问题	3.17	4.17	40.98	78.45

（续表）

序号	条目序号	列为改进范围的条目	各条目得分		积极反应率/%	
			改进前（6月）	改进后（11月）	改进前（6月）	改进后（11月）
4	F4R	患者从一个科室转到另一科室时会有信息遗漏的情况	3.49	4.03	53.65	73.73
5	F6R	院内交接易于出现问题	3.73	4.07	64.38	79.65
6	C5R	员工不敢质疑看似错误的事情	3.8	4.08	67.81	76.32

（二）改进项目取得显著成效

1. 案例1：以卒中溶栓为例

将"急性缺血性脑卒中急诊60分钟溶栓率"作为监测指标，在对前期卒中溶栓资料及医院原有的诊治流程进行基线调查的基础上，对存在的问题进行多部门联合整改，对包括卒中评估筛查、CT/检验检查、溶栓用药等诊疗流程及逆行改造，联合多部门对卒中患者实行先诊治后付费、CT优先检查、溶栓前移至急诊室等快速通道，将卒中溶栓流程标准化，DNT（到院至用溶栓药时间）平均时间由原来的120分钟缩短至42分钟，同时建立卒中团队静脉溶栓微信群，时刻关注患者信息，保障溶栓安全。2017年，常熟市第一人民医院成为苏州市卒中中心以及苏州市急性脑卒中地图首批覆盖医院。

2. 案例2：以院内急救为例

常熟市第一人民医院地处老城区，院内建筑物楼层不高但区域相对分散，在医院的任何区域如有人发生心搏骤停，必须要对原有的急救流程进行改造才能保证在急救黄金时间内给予患者急救。因此，医院把构建院内急救一体化体系作为2016年院级优先质量改进项目，设立"院内急救5分钟到达及时率"作为院级监测指标。

医院质量改进小组对院内急救进行基线调查和现况分析，对院内急救体系进行流程改造，整合团队资源和优势构建起院内"四位一体"（一套标准化的急救作业流程、一支专业的急救医疗小组、一个覆盖全院的紧急广播系统和一套抢救物资的紧急调配机制）的急救体系，24小时由急救小组负责全院心搏骤停病患的紧急救治，用团队复苏模式替代原有科室单打独斗式的低效急救模式。

通过不断的监测与PDCA改进，有效促进了常熟市第一人民医院院内急救一体化机制的有效运作，在提升急救质量管理、保障患者生命安全方面发挥了重要作用（见表4和表5）。其具体效果如下：① 提高院内心脏骤停HCA（hospital cardiac arrest）复苏成功率，降低医疗风险。院内一体化急救团队复苏模式保障了院内复苏的同质化和质量，急救团队之间无缝对接，各环节对接时间明显缩短，为成功抢救赢得了时间。在2017年1月～2018年6月启动的65次院内急救中，成功抢救了25名心搏骤停患者，其中包括了6名新生儿。② 打造了一支过硬的医护急救团队，全面提升了医院急救管理水平。③ 有效缓解了突发急救时人力资源不足的问题，减轻了临床科室医护人员的心理压力。④ 整合医院急救资源，建立起急救器材紧急调配机制，尤其是除颤仪的统筹管理，提高了急救资源的利用率和规范管理率。⑤ 建立院内急救的质量监测和控制机制，促进了急救效能的持续提升。

表4　急救演练/急救事件中各个环节时间点监测情况

单位：分钟

监测时间	急救启动	现场CPR	急救广播	急救小组到达	急救设备到达	ACLS时间
2016年（改进前）	0.53 ± 0.12	0.75 ± 0.31	1.0 ± 0.26	5.2 ± 0.54	5.4 ± 0.60	5.6 ± 0.38
2017年（改进后）	0.35 ± 0.12	0.45 ± 0.23	0.84 ± 0.18	2.74 ± 0.36	2.78 ± 0.99	3.20 ± 0.8

表5　院内应急体系启用前后心肺复苏成功率比较

监测时间	心肺复苏/例	复苏成功/例	不成功/例	成功率/%	$X2$	P值
2015年	45	11	34	24.44		
2017年	23	12	11	52.17	5.229	0.022

此外，该项目团队还取得了丰硕的科研成果。目前以医院安全文化为主题发表的核心期刊论文有5篇以及论著1部——《医院安全文化策略——县级公立医院JCI认证之路》。

四、启示与展望

在医院安全文化策略的实施过程中，首先，医院领导作为核心要发挥好指挥、带领、引导和鼓励员工的作用，站在医院安全文化战略角度上分析问题并做出科学的决策。其次，要加强培养员工的安全文化素养。每个岗位的员工都必须了解并接受医院安全管理理念，熟悉岗位安全要领，严格遵守各项制度及操作流程，尽量减少不安全事件。要通过全员培训与学习，使新的质量和安全意识根植到员工的思想中，使员工形成良好的工作和生活习惯。再次，要争取患者的支持与参与。医院安全文化的构建离不开患者的支持，患者对于医院医疗质量和安全的关注有助于医院医疗质量的提升。医院在开展安全建设的过程中，要注重患者安全意识的培养、患者安全知识的知晓，提升患者的安全意识，倡导患者参与医院安全文化建设。最后，要落实和建立起医院安全文化的测评机制。医疗行为作为一个不断改进的动态变化行为，对其进行跟踪监测有助于医院管理者实时了解医院的安全文化状况，从而有针对性地做出改善。

除此之外，今后还可在以下方面继续进行探索：一是引导市级医院把建设与发展的重心转移到内涵建设上来，带动区域医疗服务水平全面提升，推动城乡、区域医疗卫生事业协调发展，促进基本医疗卫生服务公平可及，形成健康服务新格局。二是通过组建医共体，实施集团化运营管理，进一步整合市域内医疗卫生资源，推动分级诊疗更加科学合理地发展，形成服务、利益、责任、管理、发展共同体。三是以医共体为载体，加强连续医疗服务各环节的医疗质量控制，推动基层医疗质量的有效提升，切实保障医疗安全。四是构建医共体一体化的医疗质量控制体系和适合不同主体的质量评价标准。

（报送单位：江苏省常熟市第一人民医院）

专家评析

安全管理是医院管理的核心要义，是医院运行的基石。医院安全文化则是从文化管理的层面上对医院的安全进行深入的管理，其理论内涵包括物质文化、行为文化和精神文化三个方面的管理。

常熟市第一人民医院以JCI认证为切入点和抓手，通过一系列的举措和机制，在较短时间内实现了医院安全管理的物质文化、行为文化和精神文化的显著提升，使得医院安全管理迈上了一个坚实的台阶。医院安全文化就像一根纽带，将该院医务人员的个人追求与医院的愿景紧密联系起来，凝聚成为团队的整体力量，填补了规章制度之间的缝隙，使得常熟市第一人民医院的安全管理能做到全方位、无死角。

常熟市第一人民医院的安全改进还体现出如下特点：

（1）全面性。改进领域涉及临床、护理、医技和管理等部门，做到全面覆盖。

（2）全流程。改进措施涉及患者从入院到出院的全部流程，做到全链条、全流程的安全管理。

（3）全员性。在改进过程中，做到全体动员，从管理层到普通医务人员乃至患者，均是改进活动的参与者。

（4）预防性。改进措施以预防为主，将安全隐患消灭于萌芽，防患于未然。

（5）服务性。改进措施以患者为中心，这深刻地阐释了JCI"以人为本，以患者为中心，以员工为根本"的核心理念。

（6）科学性。在改进过程中，PDCA、FMEA、RCA等大量科学管理工具的组合使用，使得医院安全管理的针对性和有效性大为提高，管理效率和效果显著提升。

张录法

上海交通大学国际与公共事务学院　副院长　教授、博士生导师
上海交通大学健康长三角研究院　执行院长
上海交通大学中国城市治理研究院　副院长

以供给侧改革为突破：建设农村 区域性医疗卫生中心

一、背景与动因

扬州市位于江苏省中部，南濒长江，北接淮河，中贯京杭大运河。截至2018年末，全市常住人口为453.1万人，市域面积达6 634平方公里，辖2个县级市（高邮、仪征）、1个县（宝应）、3个区（江都、邗江、广陵）和4个功能区（经济技术开发区、化工园区、生态科技新城、蜀冈—瘦西湖风景名胜区）。截至2018年末，扬州市共有各类卫生机构1 813个，其中三级甲等医院5家，分别是苏北人民医院、扬州大学附属医院、扬州市中医院、扬州市妇幼保健院、武警江苏总队医院，全部集中在主城区。

自2009年实施新一轮医改以来，党和政府对医疗卫生事业的投入大幅度增加。2014年8月，扬州市委书记、市长全面调研医疗卫生健康工作，认为当前医疗卫生工作存在一些结构性矛盾：一是优质医疗资源分布不均，二、三级医院过度集中在城市，优秀卫生人才和患者的虹吸作用明显；二是群众看病就医观念不理性，尽管基层医疗机构看病便宜又方便，但群众固有印象对其缺乏信任，一味追求大医院；三是基层医疗机构的基础建设、设施设备、人员技术水平与群众日益增长的健康需求尚有差距。上述原因导致大医院人满为患、基层医疗机构门可罗雀，基层医疗卫生资源得不到很好的利用，"看病难、看病贵"依然没有得到很好的解决。

2014年12月，习近平总书记到江苏视察，提出要"积极推动医疗卫生工作重心下移、医疗卫生资源下沉"。扬州市委、市政府认真贯彻落实总书记重要讲话，在调研、广泛听取意见和建议的基础上，决定打破行政区划限制，根据乡镇卫生院的功能定位、未来人口分布和城镇化发展布局,在全市建设18家农村区域性医疗卫生中心,努力实现"服务、人员、资金、管理"重心下沉,该项工作列入2015年扬州市政府工作报告和"民生1号"文件。

二、举措与机制

2015年,扬州市委、市政府重点聚焦医疗资源供给侧改革,全面启动18家农村区域性医疗卫生中心(以下简称区域中心)建设工程(见图7和图8),将该项工作作为"强基层、推进分级诊疗"的重要抓手,作为打造"健康中国扬州样本"的标志性工程,着力缓解基层群众看病就医难题。

(一) 打破传统思维定式,创新办法突破建设瓶颈

1. 突破行政区划瓶颈

打破传统乡镇区划限制,重点在交通区位优势明显、医疗服务辐射能力强、群众看病就医需求比较集中的地区布点,每家中心覆盖2～3个乡镇,服务10万～20万人口,总覆盖人口数约为200万。

2. 突破财政投入瓶颈

市级财政直接投向乡镇,每个新(迁)建的区域中心补助2 000万元,每个改扩建的区域中心补助1 000万元,市级财政总投入达3.2亿元,全市各级财政累计投入约11.33亿元。中心全部按照二级医院标准建设,配齐多项医疗设备。每家中心平均投入约6 000万元,平均建筑面积为15 216平方米,总建筑面积为27.39万平方米;每家中心根据实际调研需求,合理增设床位,满足群众就医需求。

3. 突破三级网络瓶颈

以推进分级诊疗为目的,明确功能定位,在原有县、乡、村三级基层医疗卫生网络的基础上,明确农村区域性医疗卫生中心功能介于县级医院与一般乡镇卫生院之间,承担农村常见病、多发病的门/急诊、住院服务和康复治疗服务,满足不低于50%的农村居民住院服务需求。今后乡镇卫生院重点向提供一般医疗服务、公共卫生计生服务、家庭医生

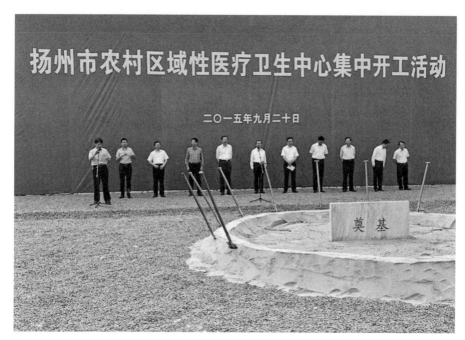

图7　扬州市农村区域性医疗卫生中心集中开工奠基仪式

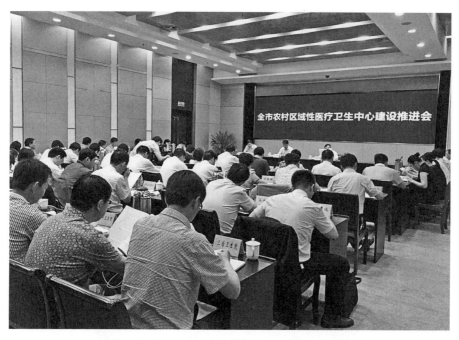

图8　扬州市农村区域性医疗卫生中心建设推进会

签约服务、康复医养融合服务等方向转型发展。

4. 突破资源配置瓶颈

区域中心建成后，逐步整合周边乡镇特别是撤乡并镇的原乡镇卫生院急救、产儿科、中医和预防保健等优质资源，将其集中到农村区域性医疗卫生中心，打造覆盖2～3个乡镇的医疗中心、急救中心、产儿科中心、中医诊疗中心和预防保健中心。

（二）实施医联体精准帮扶，强化基层能力内涵建设

1. 深化对口支援

将18家区域性医疗卫生中心全部纳入以苏北人民医院、扬州大学附属医院2家三甲综合医院为龙头的医联体。围绕"到2020年18家中心全部建成二级医院或达到二级医院标准"的目标，制定"一院一策"对口精准帮扶方案，每年安排医疗、护理、康复专家和管理人员派驻、蹲点，通过专家门诊、业务讲座、新技术（业务、手术）推广应用等方式，实现"人员下沉、管理下沉、服务下沉"。同时，积极探索推进紧密型医联体建设，开设联合病房、联合门诊、名医工作室或实行全面托管。

2. 加强专科建设

根据基层医疗机构原有医疗特色和群众需求，坚持错位发展，为每个区域性医疗卫生中心制定2～3个重点专科发展规划，在医联体龙头医院遴选基层特色科室孵化中心，对基层特色科室建设给予精准帮扶和指导，市财政对市级孵化中心每年给予10万元奖补，对于建设成功的省、市级基层特色科室分别给予20万元、5万元奖补；支持区域中心开展部分三级手术，对口帮扶的大医院给予重点指导，提高中心的急危重症的诊断和抢救能力。通过特色科室建设，力争创成当地有影响、受群众欢迎、医院得实惠的基层医疗卫生服务品牌。

（三）完善配套政策支持，保障区域中心健康可持续发展

1. 完善人才招引和使用政策

实施重点面向农村区域性医疗卫生中心的千名大专、本科层次医学人才的定向培养计划,截至2018年底,已培养大专、本科层次人才410名。对新招聘人才实行提前招、异地招、多次招政策,编制"县管乡用、乡管村用",集中到县级卫生主管部门管理,提高基层岗位吸引力;建立基层绩效工资总量调控机制,激发基层医务人员的积极性。市、县(市、区)财政对基层医院参加"5+3""3+2"全科医生规范化培训的人员,分别给予每人每年3万元、1万元补助。

2. 完善区域中心服务收费政策

坚持"让人民群众花一级医院的钱享受二级医院服务"的原则,区域中心一般医疗服务收费按乡镇卫生院标准执行,成本较高且达到二级医院服务标准的项目经批准可按照二级医院收费标准核定收费。建立符合区域中心服务水平的价格动态调整机制,合理体现区域中心医务人员的服务价值。

3. 完善区域中心医保支持政策

将18家区域中心纳入首诊基层定点医疗机构和一、二类门诊特殊病种就医服务机构范围,起付线和报销比例享受首诊基层定点医疗机构政策,药品目录和门诊特殊病种范围享受二级医院相关政策。按照分级诊疗制度建设要求,调整、完善基本药物配备使用政策,按照二级综合医院标准配备使用药品,实现与医联体二、三级公立医院用药衔接,确保药品供应保障并纳入医保报销范围。

三、创新与成效

截至2017年12月底,18家农村区域性医疗卫生中心全部高标准建成投用,有效推进了扬州市医疗卫生体系改革,让农村群众在家门口就能方便获取优质、安全、高效的医疗服务,打造了"健康中国扬州样本"的标志性工程。

一是基层医疗卫生资源布局更加合理,群众获取优质医疗资源更加便捷。农村居民到二级医院从以往1~2小时的车程缩短至15分钟左右。二是基层医疗卫生资源总量进一步增加，群众看病就医条件得到较大改善。18家中心配齐CT、DR、彩超、胃镜、全自动生化仪等17种设备，设置床位100～150张，建成后总建筑面积、总床位、总服务人口分别较此前增长了104%、73.58%、33.3%。三是基层优质医疗卫生资源有效整合，区域集聚优势凸显。整合后的区域中心均实现了"1+1+1＞3"的效果。四是人才政策得到进一步落实，基层医疗卫生机构对优秀卫生人才的吸引力逐步增强。2015年以来，18家中心累计招录340人，累计定向培养274人，遴选出省、市级骨干医生146名。五是医联体帮扶工作成效明显，基层服务能力进一步提升。2017年，扬州市门/急诊、住院人次、手术例数相比2015年同比分别上升13%、25%、10%。六是群众对基层医疗卫生工作的满意度大幅提升，有力地推动了分级诊疗机制的落实。2017年，扬州市城乡居民在县域内就诊比例达90%，其中在基层医疗卫生机构就诊比例达58.87%，群众对医改的获得感明显增强。

2018年，18家农村区域性医疗卫生中心业务总收入为5.19亿元，门/急诊诊疗人次达2 443 067，住院人次达63 260，手术例数达11 089，以上4个指标与2015年相比分别上升了69.68%、35.96%、82.78%、43.61%。其中，苏北人民医院紧密帮扶的广陵区汤汪社区卫生服务中心业务收入达3 479万元，门/急诊人次达250 366，住院人次3 116，以上3个指标与医联体帮扶前的2015年相比分别上升了229.65%、113.03%、358.91%；扬州大学附属医院医联体帮扶的宝应县射阳湖中心卫生院业务收入达到2 983万元，住院人次达5 303，住院手术例数达859，以上3个指标与医联体帮扶前的2015年相比分别上升了94.19%、118.5%、39.45%。

截至2018年末，18家农村区域性医疗卫生中心已创建全国优质服务示范社区卫生服务中心1家、国家群众满意的乡镇卫生院11家、省示范乡镇卫生院（社区卫生服务中心）16个，省社区医院1个，省级特色专科18个、市级特色科室57个，累计开展新检查项目94项，服务了17.02万人次，实施新手术104项，共计2 561例，已有13家单位建成二级医院。

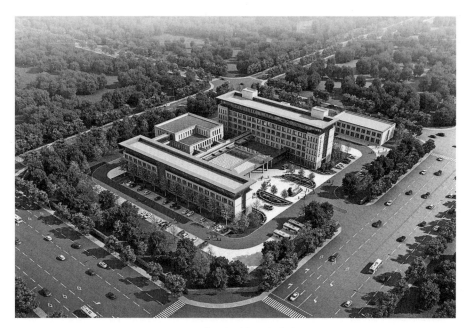

图9　扬州区域医疗中心

18家农村区域性医疗卫生中心的建设作为扬州市打造"健康中国扬州样本"的重大工程和"强基层、推进分级诊疗"的重要举措,多次受到江苏省委书记、副省长等领导的批示肯定,并在2018年两会期间被央视《两会连线》栏目专题报道。国家卫健委、省政协、市人大、市政协等国家、省、市领导和《人民日报》《中国卫生》《中国人口报》《新华日报》《健康报》等国家和省级媒体多次到区域中心调研,肯定并宣传扬州市区域中心(见图9)建设成效。

四、启示与展望

农村区域性医疗卫生中心的建立提升了基层医疗服务能力,有力地推动了分级诊疗机制的落实。但目前尚有一些问题需要解决。

一是人才招录政策有待进一步优化。现有的编制核定和岗位设置与中心发展不相适应。各区域中心编制不能满足中心发展需要,编制数核定减少,导致中高级职称岗位较少,引起成熟性人才的流失。各区域中心尚未建立符合医务人员行业特点的绩效薪酬制度。基层现行的低水平绩效工资制度使基层医疗卫生机构职工分配总额与奖励幅度受到了限制，医务人员收入水平与实际付出不成正比，影响了医务人员的积极性。

二是财政支持力度有待进一步加大。基层医疗服务机构的设备购置需要财政扶持。各县（市、区）政府财政对区域中心设备配备没有专项扶持政策，靠基层单位自行购买不大现实。农村区域性医疗卫生中心投入使用之初，业务量增长有限，医院运行的成本支出较大，经营压力较大，需要财政在最初运行阶段予以一定的扶持。

三是相关配套政策有待进一步完善。目前医保在家庭病床、家庭医生签约服务、特殊病种报销、次均费用限额等方面均无倾斜政策；同时，由于硬件条件的改善，运行成本相应增加，但医疗服务相关收费标准没有随之改变，导致收不抵支，相关政策有待进一步完善。

为了更好地推动区域性医疗卫生水平的发展，可从以下几个方面继续推进。

一是推进二级医院创建。以到2020年18家农村区域性医疗卫生中心创成二级医院或达到二级医院水平为目标，排定进度表，对于自身发展较好、管理水平较高的单位，由医联体龙头单位帮扶带教，自主组织申报评审；针对基础能力相对较弱的单位，制定详细的"一院一案"，实行季度一自查、半年一小结，分阶段、螺旋式分析、改进、提高，确保到2020年达到目标。

二是争取各级党委、政府和其他相关部门更多的政策支持。① 在财政投入方面，争取由财政兜底，全部按照二级医院标准为各中心配备设备，在中心投入使用的最初三年予以一定的资金扶持，推动中心健康可持续发展。② 在编制核定方面，协调编制部门在区域中心投入使用后按照规划设置的床位数重新核定人员编制。③ 在薪酬制度方面，尽快研究制定符合医务人员行业特点的薪酬制度，打破低水平的"大锅饭"制度,调动基层医务人员的积极性。④ 在医保报销方面,将区域医疗卫生中心能够开展的项目全部纳入医保报销范围,且在报销比例上与二级以上医疗机构拉开差距,引导居民到基层卫生服务机构就诊。⑤ 在医疗费用控制方面,次均费用标准核定上参考二级医疗机构,鼓励区域中心多收治重病患者。⑥ 在医保定点方面,将高血压、糖尿病等慢性病的特殊病种门诊定点在基层医疗机构,取消二级以上医疗机构门诊定点资格,同时将家庭病床定点在区域中心,方便群众看病就医。⑦ 在物价核准方面,建议物价部门按照二级医院标准重新核定收费标准,推动区域性医疗卫生中心的健康发展。

2018年8月,扬州市政府出台了《关于农村区域性医疗卫生中心发展的意见》(扬府发〔2018〕136号),从财政补助、人社支持、物价批准等多方面为区域中心健康可持续发展提供了政策支撑。下一步,扬州市卫健委将以上述文件为抓手,持续提升区域中心综合服务能力,力争把区域中心打造成群众满意的二级医院,为"健康中国"建设提供可借鉴、可复制的样本,全面提升群众的就医满意度和获得感。

(报送单位:江苏省扬州市卫生健康委员会)

专家评析

近年来,扬州在推动医疗资源重心下沉、化解医疗提供体系结构性矛盾方面大胆探索,初步缓解了长期以来基层百姓面临的就医难题。第一,扬州市政府领导在战略上高度重视健康事业,积极响应民众健康需求与国家"强基层、推进分级诊疗"的重要精神。2015年,扬州市便将医疗卫生资源"四个下沉"列为头号民生工程,并努力打造"健康中国扬州样本"的标志工程。第二,在"强基层"战略举措上，广泛调研、紧扣需求、因地制宜，大胆突破行政区划、财政投入、三级卫生网络等瓶颈，以建设农村区域性医疗卫生中心为主要抓手，整合优质资源强化基层医疗提供能力，并综合考虑各个中心之间的分工互补。第三，在"分级诊疗"战略举措上，以两家三甲综合医院为龙头，纵向整合18家区域性医疗卫生中心打造医联体，深化对口支援，进一步实现重心下沉，同时突出各中心的专科特色，实现错位竞争，打造基层医疗服务品牌。第四，在区域医疗卫生中心的提供能力上，以创建二级医院为标准，从人才引进、服务收费、医保和医药等多方面提供配套政策支持，确保持续高水平发展。目前，上述模式已经初见成效。随着包括财政投入在内的各种政策优惠逐步退出，这些区域性医疗卫生中心未来能否通过市场大考，具备独立生存能力，尚有待继续观察。但是，我们有理由相信，自古以来人杰地灵的扬州城，极有可能在十年后成为"健康中国"建设的一个样板。

许永国

上海交通大学健康长三角研究院　双聘研究员

上海交通大学安泰经济与管理学院　助理教授

上海交通大学中国医院发展研究院卫生经济与管理研究所　研究员

"健康融入万策"：打造新时代
健康余杭新模式

一、背景与动因

浙江省杭州市余杭区位于杭嘉湖平原南端，西倚天目山，南濒钱塘江，中贯东苕溪和大运河，是杭州通往沪、苏、皖的门户，区域总面积达1 228平方公里。2016年8月，习近平总书记在全国卫生与健康大会上提出了"以基层为重点，以改革创新为动力，预防为主，中西医并重，将健康融入所有政策，人民共建共享"的新时期全国卫生与健康工作新方针。同年10月，中共中央、国务院印发《"健康中国2030"规划纲要》，提出"普及健康生活、优化健康服务、完善健康保障、建设健康环境、发展健康产业"五方面的"健康中国"战略任务。党的十九大报告更是将实施"健康中国"战略纳入国家发展的基本方略，把人民健康置于"民族昌盛和国家富强的重要标志"地位，并要求"为人民群众提供全方位全周期健康服务"，表明"健康中国"建设进入了全面实施阶段。

余杭区紧随浙江省和杭州市"健康2030"规划，于2017年6月2日召开全区卫生与健康大会，提出"将健康余杭建设成健康浙江的示范区"的目标。

二、举措与机制

（一）"三化"导入，"四系"建设

"三化"，即工作体系化、工作模块化、工作项目化。

（1）工作体系化。余杭区委、区政府发布《"健康余杭2030"规划纲要》，确立健康优先发展战略；健康余杭建设领导小组出台《健康余

杭考核办法（试行）》《健康余杭建设考核细则》，建立健康建设动态监测评价体系。

（2）工作模块化。以改善健康环境、构建健康社会、优化健康服务、培育健康人群、营造健康文化、发展健康产业六大模块为重点，把健康融入所有政策。

（3）工作项目化。成立健康余杭建设领导小组，下设办公室，由分管区长任办公室主任，组建健康环境、健康文化、健康人群、健康社会、健康服务、健康产业和支撑保障七个专项组实施项目化管理。

"四系"，即构建工作体系、细化政策体系、健全评价体系、明确指标体系。

（1）构建工作体系。由余杭区委常委会通过《关于加强健康余杭"6+1"平台建设建立大健康共建体系的指导意见》，区委书记、区长任健康余杭建设领导小组双组长，下属"一办七组"按照职责协调19个镇街、4个平台、38个区直部门健康建设。

（2）细化政策体系。依托《"健康余杭2030"规划纲要》，出台环境建设"10+X"美丽专项行动，实施民生"10+X"惠民新政，推出产业"1+N10"新政，实施人才"双十条"，医保就业与主城区一体化，推进公立医院改革和医共体建设，实施卫生引才新政，探索薪酬制度改革。

（3）健全评价体系。余杭区按照《健康余杭考核办法（试行）》《健康余杭建设考核细则》，对19个镇街、4个平台和38个区直部门分类设置考核指标，成为全省首个将健康建设纳入区委、区政府对各部门和镇街平台的综合考评体系的县区。

（4）明确指标体系。建立以居民健康素养监测、慢性病防控社会因素调查、健康余杭建设6大类27项指标为主要内容的健康建设动态监测评价体系。

（二）健康融入万策，构建全健康新格局

余杭区深入贯彻落实"健康中国2030"战略，推出《健康余杭建设三年行动计划》，制定下发《关于建立健康余杭建设专项组工作制度的意见》，实施月进度报告、季调研、年度考核工作机制，制定《健康影响评价实施方案》。现已对56份政府规范性文件健康影响开展了试评价，将健康余杭建设考核纳入政府综合考评体系，发布2017、2018年度健康余杭建设白皮书，探索制作健康余杭指数地图；在"2017世界生命科技大会暨首届健康余杭前沿高峰论坛"上聘请桑国卫等15位院士组建健康余杭专家智库；成立健康余杭宣讲团，聘请董恒敬教授等100名专业人员为宣讲师，培训200名健康生活方式指导员、2 816名体育指导员上岗指导，组建近百人的宣传信息员队伍，"进社区、进学校、进企业、进机关、进农村"（"五进"）开展健康余杭宣讲和指导。

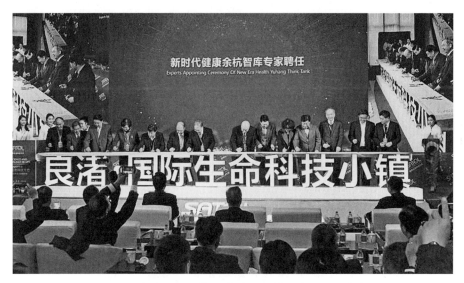

图10   聘请桑国卫等15位院士为健康余杭智库专家

（三）深化医疗改革，加强健康服务

一是通过机构重组、体系重建、制度供给、运行保障、能力提升，形成管理、服务、责任、利益共同体，出台配套文件19个，构建了由5家区属医院为牵头医院、20家镇街社区卫生服务中心为成员单位的5个医共体的整合型医疗卫生服务体系，县、乡医疗机构打通"一本账"成为

"一家人"。区一院与浙医二院实现科室深度融合发展,顺利通过JCI模拟评审①,区二院与浙医一院签署合作协议,其他区属医院均与省、市医院开展不同程度的合作。二是积极引入北上广等国家级优质医疗资源,建成包含疑难病诊疗中心在内的11个区域诊疗中心,建成23个区级名医工作室,覆盖20家社区卫生服务中心;出台"卫生西进"三年行动,5家区属医院每周下派专家坐诊,20名医生长期蹲点帮扶;出台医疗资源三年规划,引进浙医一院、树兰医院优质医疗资源,西部地区新建2所区属医院,全区33家社区卫生服务站启动改造升级工程,新增10个急救站点,初步形成了"12分钟急救圈"。三是与阿里健康签署框架合作协议,探索"互联网+健康"发展模式,构建人口健康信息大数据中心、便民"健康门户"、智能AI应用,上线全国首家全流程"刷脸就医"试点项目和全省首个"电视智慧医疗"项目。四是深化医疗服务领域"最多跑一次"改革"10+X"项目,"健康余杭App"上线,方便群众健康管理与就医。五是出台《进一步加强医疗卫生人才队伍建设实施办法》《关于开展高端医疗卫生人才引进工作的实施办法》,增加医共体备案编制3 000个,进一步加大高端卫生人才引进、医学紧缺型岗位人才引进和招聘力度,每年引进、择优签约、定向培养的卫生人才在500名以上。

三、创新与成效

（一）健康水平达到新高度

1. 积极营造健康文化,提升居民健康素养水平

举办首届健康余杭前沿高峰论坛、健康余杭讲师"五进"、"万名初中生青春期健康教育工程"、健康素养大讲堂、"醉美余杭"四季文化赛事等16 738场活动,让50余万人次受益,居民健康素养水平达35.1%,

---

① JCI认证是美国医疗机构评审联合委员会国际部（Joint Commission International）推行的认证体系,目的是协助"世界各国最优秀的医院融入国际质量评审和保险系统而设计的认证体系"。

相比2017年提高了8.1个百分点。

2. 大力开展全民健身活动,提升居民体质水平

将工间操纳入全区人民运动会项目,承办全国学生运动会、中美职业篮球对抗赛、京杭大运河自行车超级挑战赛、IBU浙江省职业拳击俱乐部联赛等活动,组织居民参加全国第三届、第四届"万步有约"职业人群健走激励大奖赛,开展"梦想小镇半程马拉松"等群众性体育活动,成人经常参加体育锻炼的人数比例已达29.15%,国民体质监测合格率达99.2%。在杭州市第19届运动会上,余杭区取得团体总分第一的好成绩。"健康达人总动员　传播亚运我当先"项目入选杭州市第十二届生活品质点评最佳现象。

3. 积极营造促进健康环境,倡导健康生活方式

启动亚运会场馆改造和新一轮滨水绿道、健身山道工程,新增健身苑(点)105个、篮球场26个、健身房3个、健身绿道76条(226公里),45所学校向社会开放体育场地,打造"老百姓身边的绿道"。大力推进

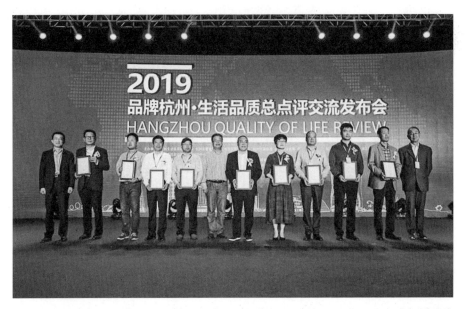

图11　"健康达人总动员　传播亚运我当先"获杭州市第十二届生活品质点评最佳现象

新一轮健康细胞建设，已创建健康促进单位703家，健康家庭6 137户，健康村社占比达65.15%，健康促进企业占比达47.57%，健康促进学校占比达68.00%，省级健康促进医院占比达62.50%，健康宾馆、景点、民宿全覆盖……一系列健康细胞组成了健康组织、器官、系统，从而构成健康整体。

4. 积极应对人口老龄化，提升老年人健康管理水平

全面推进养老服务业综合改革试点，区社会福利中心、残疾人康复中心建成使用，20个综合性照料中心、344个村社居家养老服务照料中心和132家老年食堂建成投入使用。全区86.44%的65周岁以上老年人与家庭医生签约并纳入健康管理服务范畴，每年约为17万老年人开展一次体检。

（二）健康环境展示新气象

2017年，余杭区全面完成剿火劣 V 类水，巩固"五水共治"成果；关停整治"低散乱"企业，淘汰落后产能企业，加强绿化建设，全区建成无燃煤区，森林覆盖率达38.68%，PM2.5降到35微克/立方米，积极创建国家环保示范区。28个小城镇环境综合整治工作完成，127个乡村稳步推进美丽乡村建设，深化生活垃圾"三化四分"，生活垃圾分类实现村级全覆盖，垃圾资源化回收"虎哥"模式覆盖到30万户，新改建城市公厕165座、农村公厕256座，农村户厕100%无害化。瓶窑、余杭、鸬鸟3个国家卫生乡镇继续巩固建设成果，黄湖、中泰、仁和、百丈4个镇街国家卫生城镇创建已通过省级暗访，省级卫生镇村实现全覆盖，启动全域旅游示范区创建。余杭区全面《落实生产经营企业安全生产主体责任三年行动工作方案》，做好"一必须、五到位"，创新安全生产管理"30日循环工作法"，职业病危害严重企业因素定期检测率达92.7%，全区各类生产事故和死亡率同比下降，万车死亡率降低到2.09。加强食品药品安全监管，通过省级食品安全示范县区现场考核。2018年，余杭区医保和社保政策、经办服务与杭州市全面接轨，社保纳入市本级统筹，

城乡居民基础养老金调整到位，实施基本医保个人账户家庭共济。全区养老保险参保率达到99%，医疗保险参保率达98%，基本医疗保障资助参保率达100%。贯彻执行省大病保险特殊药品目录，城乡居民大病保险报销比例达60.29%，实施差异化支付，2018年起付线优惠覆盖8.8万人次，减免近1 400万元。

（三）健康产业呈现新发展

围绕《余杭区健康产业发展规划（2017—2020）》，深化打造"一带双核多点"的空间布局，余杭区健康产业增加值从2016年的72.98亿元上升到2018年的107.28亿元，领跑全市。一是以生物医药产业为主导，提升健康产业能级。余杭经济开发区已经集聚21家规模以上生物医药企业，9个孵化器完成入驻；未来科技城健康谷将启用，将落户全健康产业企业400余家，其中包含医疗器械领域企业240余家。全力推进省级健康类特色小镇（培育类）——良渚国际生命科技小镇建设。二是以休闲运动、健康养生旅游产品为主导，做好健康产业新增量。全域推进健康旅游示范区创建工作，大径山乡村休闲旅游示范园入选首批国家农村产业融合发展示范园创建名单，径山景区和小古城村分别被命名为"浙江省生态旅游区"和"浙江省老年养生旅游示范基地"，13个村创建为省3A级景区村庄，山沟沟村被认定为省级休闲旅游示范村。

四、启示与展望

虽然健康余杭建设取得了一定成绩，但当前也面临着一些困难，主要表现为如下三方面。

一是资源分布不均衡，难以满足群众的健康需求。余杭区东中部空气质量和水环境明显劣于西部山区，城市建成区绿地率低。东中西优质医疗资源分布不均，大多医疗资源集中在东部，而文化、教育、体育设施等方面资源也存在着与医疗卫生类似的资源不平衡不充分的情况，难以满足不同区域群众的健康需求。

二是人口老龄化带来的健康服务需求与供给矛盾依然突出。余杭区60周岁及以上户籍人口达20.45%，高于全国平均水平（10.8%）。从高血压、糖尿病、肿瘤、脑血管疾病的发病情况来看，60周岁及以上的老人发病率占全部病例的80%以上，表明人口老龄化对健康服务需求不断增长，健康维护与医疗、护理的成本支出将越来越高。从社会供给来看，社会养老、医疗保险金筹资对象相对减少，能提供养老服务、康复照料的机构相对较少。

三是人群健康素养整体不高，给全区健康文化的形成带来阻碍。在余杭区健康素养调查中发现，老年人及农村人口健康素养比较低，没有形成良好的健康习惯，"自己是个人健康的第一责任人"的理念还没有充分形成，慢性病大量出现，"看病难、看病贵"的问题并未得到缓解，也给社会供给造成很大的压力。

没有全民健康，就没有全面小康。为全力打造"健康中国"全省榜样，余杭区将重点做好以下几项工作。

一是制订新一轮"15+X"健康余杭三年行动计划，健全健康建设监测体系和健康乡村指标评价体系；发布镇街健康指数地图，建立完善部门镇街健康行动申报领办制度，深化"一镇一品"项目，深化综合医改、全民控烟、全民健身、全民健康生活方式、医养护、长期护理保险等跨部门健康行动，围绕健康四个维度（生物学因素、环境影响、行为和生活方式、医疗服务）提炼健康余杭建设十大品牌项目；深化公共政策健康审查机制，试点重大项目的健康评价。

二是建立健康知识和技能核心信息发布平台，完善医务人员健康促进绩效机制。与上海交通大学合作开发健康教育师资培养标准和课件，试实施精准健康教育，继续开办健康余杭讲师团宣讲、健康素养大赛等，普及健康生活方式。以迎亚运为契机，普及群众体育运动，继续加强职业人群的健康引领，组织当地居民参加全国第四届"万步有约"百日健走大赛，探索健康积分奖励制度，总结体医结合试点经验，促进体育运动与健康管理有机融合。

三是继续加大工作场所安全隐患排查，推进智能制造，减少职业伤害。巩固环境治理成果，增加建城区绿化面积，加大对土壤污染的综合治理；完善规划健康绿道等健身场所，特别是在城市规划中设置更多的慢行系统，积极为各类主体创造活动的环境和机会；探索健康住宅建设，让城市更宜居。将健康融入村庄规划设计中，做深做实健康细胞建设余杭模式，推进瓶窑健康村镇建设，夯实健康单位建设基础，创建3～5个可复制推广的健康精品项目。

（报送单位：浙江省杭州市余杭区卫生健康委员会）

专家评析

健康是促进人的全面发展的必然要求，是经济社会发展的基础条件。但是，影响健康的因素极其复杂。生态环境、经济社会发展模式、医疗卫生水平、生活方式等都可能对人们健康产生重要影响。新时代建设有中国特色的社会主义健康城市，更加需要发挥党和政府的战略领导地位，把健康融入所有政策，加快转变健康领域发展方式，全方位全周期维护和保障人民健康。

杭州市余杭区确立健康优先发展战略，以"将健康余杭建设成健康浙江的示范区"为目标，打造新时代健康余杭新模式。首先，党和政府高度重视，成立健康余杭建设领导小组，将健康建设体系化、模块化和项目化，并构建工作体系、细化政策体系、健全评价体系和明确指标体系。其次，将健康融入万策，对政府规范性文件健康影响开展了试评价，创新性地探索制作健康余杭指数地图，高度重视健康专业团队建设，以构建全健康新格局。最后，深化医疗卫生改革，通过机构重组和体系重建，完善制度供给，形成管理、服务、责任、利益共同体，以加强健康服务。

通过健康余杭建设，余杭区健康水平达到了新高度，健康环境展示新气象，健康产业呈现新发展。未来，余杭区将制订新一轮"15+X"健康余杭三年行动计划，开展跨部门健康行动，加强健康品牌项目建设，并继续加大健康环境建设，推进健康村镇建设，将余杭健康建设提高到更高水平。

龚秀全

上海交通大学健康长三角研究院　双聘研究员

华东理工大学社会与公共管理学院　教授

中国劳动经济学会保险福利分会　常务理事

中国医促会健康保障分会　理事

上海劳动社会保障学会　理事

上海劳动社会保障学会社会保障专业委员会　常务副主任

"小切口、大动作"：构建具有铜陵特色的整合型健康服务体系

一、背景与动因

安徽省铜陵市现辖一县三区（枞阳县和铜官区、义安区、郊区），总人口170万人，总面积3 008平方公里，是全国首批转型升级发展示范区、国家节能减排和循环经济"双示范市"，荣获全国文明城市、国家园林城市、国家卫生城市、中国优秀旅游城市和全国社会治安综合治理最高奖项"长安杯"等称号。2017年，铜陵市实现地区生产总值1 150亿元，战略性新兴产业产值增长31%，固定资产投资为1 330亿元，财政收入为167.8亿元，城镇常住居民人均可支配收入为33 237元，农村常住居民人均可支配收入为13 139元。

2014年5月，铜陵市立医院等32家成员单位组建市立医院医联体。原医联体建设取得一定成效，但有一些突出问题亟须解决。如体制机制未实现"联体联心"、政策保障未实现有效引导、协同服务未实现分级诊疗等。为实现全方位全周期的全健康目标，解决群众看病难、获得感不强，特别是家庭医生签约服务中签约居民的获得感不强等问题，2018年3月，在原铜陵市立医院医联体的基础上，组建了铜陵市立医院紧密型医联体，开展城市紧密型医联体试点改革。结合铜陵实际，确定改革基本思路：坚持目标导向、需求导向和问题导向，坚持"小切口，大动作"，以做实做细做优家庭医生签约服务为切入点，围绕"四个升级"（体系升级、服务升级、管理升级、保障升级），突出医保支付方式创新，突出医防融合模式创新，推进城市紧密型医联体建设，构建具有铜陵特色的整合型健康服务体系，为群众提供全方位全周期健康服务。

二、举措与机制

针对原医联体存在的一些问题，铜陵市紧扣国家和安徽省紧密型医联体建设发展要求，认真分析谋划，确定医联体试点改革基本对策如下（见图12）。

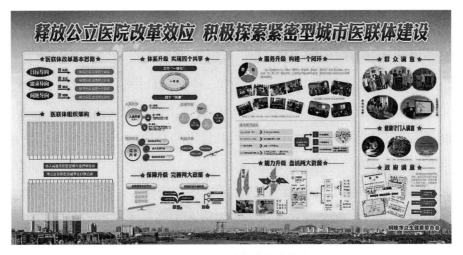

图12　铜陵市医联体试点改革建设

（一）体系升级，筑牢纵向到底、横向到边的整合型服务网络

1. 创新体制机制，推动实现"四个共享"

医联体成员单位中的基层卫生服务机构均非政府举办，采取政府"购买服务""以奖代补"方式运行，有力地推动了资源整合和队伍融合，实现人员、资源、信息、利益"四个共享"。

2. 创新医防融合，实现医卫协同

（1）构建医防融合组织体系。由公共卫生机构业务负责人与核心医院业务负责人共同组成医联体医防融合指导中心；由市级公共卫生专家、核心医院专家和社区全科医生组成6个医防融合工作指导组，形成两级医防融合组织体系。

（2）建立医防融合工作机制。制定《铜陵市立医院医疗联合体医防融合工作实施方案（试行）》《关于映湖社区卫生服务中心等六个指导组医防融合工作实施方案》等具体实施细则,增强医防工作的针对性和实效性。

（3）打造医防融合服务品牌。实施"千名健康生活方式指导员培训计划",普及健康生活方式,构建"自我管理、人际互助"的健康管理新模式。

（二）服务升级,构建多元合一的整合型健康服务模式

1.创新资源下沉方式

（1）建立基层"点单"机制。制定相关制度,设立专家工作室5个,已有956人次专家接单下沉;设置高年资护士工作站6个,选派6名高年资护士下沉到社区,充分发挥其在管理、联络、带教、推广特色项目等方面的积极作用。

（2）建立医防融合项目化推进机制。选派优秀公共卫生、医疗专家组成6个特色服务项目攻关小组,各攻关小组以居民健康需求为导向,根据社区人群特点,研究确定医防融合特色服务项目。项目成果经评估认定后,纳入居民签约服务包或转化为常态服务。

2.创新多元服务方式

（1）突出差异性,优化家庭医生签约服务。一是优化服务团队。兼顾签约居民的不同需求,将多学科专家纳入家庭医生团队,形成"1+1+N"（1个全科医生,1个社区护士,N个多学科专家）的团队服务模式。截至2018年末,36名临床专家、25名公共卫生专家与56名社区全科医生共同组建了46支团队。二是突出重点人群。以"三人"（老年人、孕产妇、婴幼儿）、"四病"（高血压、糖尿病、严重精神障碍、脑卒中）为重点。三是开展特色服务。根据签约居民的健康需求,依法依约为其提供基础性服务;同时,针对重点人群,开发特色服务包,实施个性化签约服务。

（2）突出接续性,畅通双向转诊渠道。建立医联体接续服务中心,制定《铜陵市立医院医疗联合体双向转诊管理办法（试行）》，依托双向转诊信息化平台，提供便捷的上转、下转通道，强化无缝衔接，确保及时跟进。

（3）突出多样性，强化慢性病管理。鼓励多方参与，对慢性病患者，广泛吸纳健康指导员、社区志愿者、社工等社会力量参与慢性病管理；引导自我管理，丰富管理形式，开展"糖友之家""阳光之家""小药盒"等特色服务项目，增强慢性病管理的实效性。

（三）管理升级，建立三位一体的管理体系

1. 坚持成本管理一贯到底

注重医保基金使用效果，解决过度追求收入问题；注重人员下沉效果，解决过度追求形式问题；注重资源整合效果，解决过度追求规模问题；注重健康服务效果，解决过度追求治疗问题。

2. 坚持绩效管理一贯到底

实行全员积分制，核心医院科室和基层医疗卫生机构通过日常工作量核算总积分，根据年初预算核定积分价值，月考核和年度考核相结合；实行特岗工分制，针对资源下沉人员，突出带教、培训、坐诊、会诊、健康促进、上门服务等核心指标核算个人总工分；签约居民医保基金管理双控制，突出签约居民医保基金管理，对社区卫生服务机构和核心医院业务科室实施双管控。

3. 坚持签约管理一贯到底

围绕为签约居民提供全程接续的诊疗服务，将医联体双向转诊平台与公共卫生平台、成员单位HIS系统数据实时交互，实现签约识别和居民健康信息上下"双调阅"；围绕为签约居民提供专家预约服务，制定《铜陵市立医院医疗联合体预约流动专家库管理办法（试行）》，组建流动专家库，规范预约管理流程，强化绩效评估；围绕为签约居民提供家庭病床服务，制定了《铜陵市立医院医疗联合体家庭病床服务规范（试行）》《铜陵市立医院医疗联合体家庭病床实施细则（试行）》，明确了家庭病床建床基本要求、诊疗服务要求、撤床条件和程序、费用结算程序。

（四）保障升级，构建多方联动的政策、组织支撑

1. 创新活动载体，抓好党建促改革

医联体联合党委实施党建"四大工程"，即强化政治建设，推进先锋工程；强化人文教育，丰富文化工程；强化"两个责任"，打造清风工程；强化素质建设，构建和谐工程。同时，开展守真心，立足岗位比责任落实；讲细心，立足规范比业务能力；拼耐心，立足服务比工作作风；献热心，面向群众比服务态度的"四心四比"主题实践活动。通过主题实践活动的开展，转观念、理思路、找差距、定目标，提升服务能力，强化服务理念，发挥党员干部先锋模范作用，促进医联体各成员单位创新服务方式，延伸服务链条，为各项改革措施的有效落实提供强有力的组织保障。

2. 创新医保支付方式，放大杠杆效应

（1）建立签约人口总额预付制度。实行"总额预付、结余留存、合理超支补助"，以医联体家庭医生签约服务人口为基数，以上年度签约服务人口医保基金支付占市本级全人口医保基金支付份额为比例，核定当年度在可分配医保基金支付总额中所占份额。

（2）完善医保优惠政策。实行"一提、一免、两减、一增"和"开放式"优惠政策。一提，即实行差别化支付，向基层倾斜，居民在社区看病报销比例提高15%；一免，即转诊到核心医院的签约门诊患者免除门诊诊察费；两减，即签约居民在医联体内双向转诊住院只计一次起付线，出院结算减免住院个人自付金额20%；一增，即对签约居民脑血管意外瘫痪康复期和晚期肿瘤临终关怀开展家庭病床服务，相关费用纳入医保支付范围；"开放式"，即医联体不限制签约居民的就医选择，签约居民采取"以脚投票"方式，可自主选择在医联体内外医疗机构就医。

3. 创新财政补偿机制，强化政策导向作用

（1）进一步完善购买服务政策。实行"三购买"，即购买基本公共

卫生服务、基本医疗服务和专家下沉服务。持续加大市、区两级财政投入，合理提高购买标准。在确保基本公共卫生服务购买经费足额到位的基础上，相应提高基本医疗购买标准。2018年，基本医疗购买标准人均提高16元，按150～200元/天/人的标准购买专家下沉服务。

（2）进一步完善以奖代补政策。一是实行"两补助"，即社区卫生服务机构提标补助和项目补助。社区卫生服务机构的提标补助原则上按照中心不超过50万元、站不超过9万元、示范中心不超过200万元、示范站不超过20万元的标准给予补助。二是设立医防融合项目补助。2018年，安排60万元项目经费，支持6个医防融合项目组开展工作，并明确其中50%部分用于下沉公共卫生人员津贴。三是设立医联体质量管理、影像诊断、医学检验等中心和信息化建设项目补助，市财政依据项目运行效果给予补助。

三、创新与成效

铜陵市城市紧密型医联体试点改革以人民需求为出发点，推行至今，有效提升了社会各方对于医疗卫生服务供给的满意度。

（一）初步达成群众满意

通过标准化建设、资源下沉和服务关口前移等措施，基层医疗卫生服务机构设施设备得到改善，医疗环境得到优化，服务质量和管理水平得到提高。家庭医生签约服务进一步做实做细做优，居民充分感受到家庭医生签约服务带来的超值、贴心服务，对基层医疗机构的依从度、对核心医院的信任度均得到显著提升。2018年以来，新增签约人口达17 042人，合计签约人口达58 124人，其中，无偿签约人口达44 206人，有偿签约人口达13 918人，签约率达29.52%，续签率达92%。

（二）初步达成"健康守门人"满意

通过实施医联体全员积分制、特岗工分制、医保基金双控制等绩效考核制度，建立了正向激励机制，鼓励多劳多得，优绩优酬。医联体成员员工"联体联心、命运与共"的整体意识和"上下联动、协作共赢"的团队精神显著增强,以新的面貌、新的作为逐步赢得社会各方认同,医联体成员员工职业荣誉感得到显著提升。

(三) 初步达成政府满意

基层服务能力得到显著提升,群众基本公共卫生服务得到了有效保障,初步实现了"小病在社区,大病到医院、康复回社区"。截至2018年末,老年人规范管理率达76%,高血压规范管理率64%,高血压控制率达51%,糖尿病规范管理率达58%,糖尿病控制率达46%。医保基金使用更加科学合理,杠杆作用进一步显现,有效推动分级诊疗新秩序的形成。临床路径管理率增长了25.28%,药品占比下降3%,人均医疗费用负担比例下降2%。

四、启示与展望

铜陵市城市紧密型医联体试点改革,符合现代医院管理制度建设的要求,顺应了公立医院改革方向。这项试点改革之所以能快速顺利推进,主要有以下四点启示。

(一) 组织保障是关键

城市紧密型医联体试点改革被安徽省委、省政府列入2018年全省综合医改重点工作任务,被铜陵市委、市政府列为全市十大重点改革任务之一。铜陵市政府常务会议专题研究部署试点改革,出台《关于推进紧密型医疗联合体试点改革实施意见》(铜政办〔2018〕5号);成立由市政府常务副市长任组长,副市长任副组长,市发展改革委(物价局)、卫健委、编办、人社局、财政局、食药监局、医改办、铜官区政府、郊区政府、市立医院为成员单位的市级紧密型医疗联合体试点改革领导小组;市委深改办定期调度;发展改革委、人社局、财政局、卫健委等部门建立改革会商制度。卫计系统建立纵向到底、横向到边的"6613"包保体系和现场会推进机制,从而建立起坚实的改革保障体系。

（二）政策配套是保障

市发展改革委、人社局、财政局、卫健委等部门联动配合，针对存在的问题，反复共同协商，制定出台《铜陵市紧密型医联体试点财政补助办法》（铜医联体改革〔2018〕1号）、《铜陵市紧密型医疗联合体医保支付方式改革实施方案》（铜医联体改革〔2018〕2号）、《铜陵市紧密型医联体家庭病床服务规范（试行）》（铜卫〔2018〕19号）、《关于降低医保药品支付参考价和调整部分医疗服务价格的通知》（铜价费〔2018〕22号）等一系列配套文件，为试点改革顺利推进提供政策保障。

（三）强医固卫是根本

坚持"补短板，提基层，建高地"，推进建立、完善更加优质高效的医疗服务体系。通过整合医疗卫生资源、完善管理机制，提升核心医院医疗技术能力和医疗质量水平，为医联体提供技术支撑。

（四）体制创新是优势

去编制化和去行政化改革的做法符合国家公立医院改革方向和现代医院管理制度要求，为实现"管理一体化"破除了体制障碍，有利于建立灵活高效的运行机制，有利于扩大公立医院自主权，有利于人才资源流动共享，是紧密型医联体建设有效推进的优势条件。

（报送单位：安徽省铜陵市卫生健康委员会）

专家评析

近年来，国务院办公厅、国家卫生健康委以及国家中医药管理局等部门相继出台一系列文件规范医联体建设与发展，加大力度推动优质医疗资源下沉、工作重心下移。《"健康中国2030"规划纲要》中也明确提出全面建成体系完整、分工明确、功能互补、密切协作、运行高效的整合型医疗卫生服务体系。在医联体建设过程中，不同城市地区呈现出差异化和多样性的特征，铜陵市的做法是建立紧密型医联体。

在具体改革实践中，铜陵市坚持目标导向、需求导向和问题导向，坚持"小切口，大动作"，以做实做细做优家庭医生签约服务为切入点，围绕"四个升级"，突出医保支付方式创新，突出医防融合模式创新，为群众提供全方位全周期健康服务，有效提升了社会各方对于医疗卫生服务供给的满意度。当然，改革中还存在一些突出问题，如分级诊疗政策的落地和医疗服务资源下沉依然还需要进一步规划与完善，改革政策的推行还需要有持续性和稳定性。

接下来，铜陵市可以在以下方面深化改革。一是立足于分级诊疗体系来推进医联体的工作。进一步提升基层的服务能力和服务量级。通过实质的"签"和"约"，先为老年人和慢性病切实提供服务，进而拓展到全人群的健康管理与服务。二是进一步打好医保和财政的组合拳，既要进一步引导患者的就医行为，让患者愿意在基层首诊，又要进一步正向激励不同层级医疗机构和医生的行为，让社区卫生服务机构和医生不断提升水平并且愿意主动作为，让牵头医院不虹吸病人而且愿意下沉资源。三是基于基层卫生服务机构均具有非政府举办的特点，进一步做好精细化管理，深入探索混合体制医联体的运作机制，为其他地区非公医疗机构参与医联体建设提供可复制的经验。

张录法

上海交通大学国际与公共事务学院　副院长　教授、博士生导师

上海交通大学健康长三角研究院　执行院长

上海交通大学中国城市治理研究院　副院长

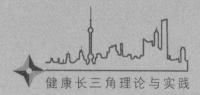
健康长三角理论与实践

服务篇

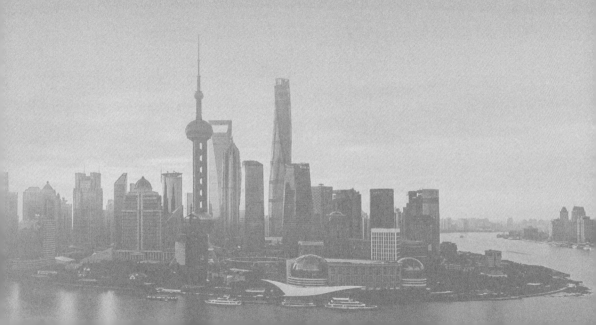

健康相城：基于网格化管理模式下的医疗卫生服务探索与实践

一、背景与动因

相城之名取自春秋时期吴国大臣伍子胥在阳澄湖畔"相土尝水，象天法地"典故。相城区位于苏州市域地理中心，下辖4个镇、7个街道、1个国家级经开区、1个省级高新区（筹）、1个高铁新城和1个省级旅游度假区，总面积近490平方公里。截至2018年末，相城区常住人口为73.51万人，户籍人口为42.5万人。自2001年建区以来，相城区地区生产总值增长了12倍，年均增长16.3%；一般公共预算收入增长了34.6倍，年均增长23.4%。

截至2018年末，相城区现有各类医疗卫生机构166家，其中疾病预防控制中心1家，医院、护理院11家，基层医疗机构10家，社区卫生服务站71家，拥有卫生技术人员3 385人，其中执业医师和执业助理医师1 272人、注册护士1 420人，姑苏卫生青年拔尖人才1名。目前，相城区已建成一批如相城人民医院神经外科、区中医医院中医妇科及针灸康复科、太平街道卫生院内分泌糖尿病专病等特色明显、诊疗技术水平较高、具有示范带动作用的临床重点学专科（专病），在全市乃至全省都有一定的影响力。

随着经济社会的不断发展，相城区医疗卫生领域出现了一系列新的问题与挑战，包括市场经济的盲目性与局限性引发的系列问题，外来人口、流动人口加大了卫生服务的管理难度，医患矛盾逐年增加，等等。辖区内医疗卫生管理问题越发多元、矛盾越发突出，原有的粗放式医疗卫生与公共服务管理体制难以适应当代城市发展治理新要求。

在此背景下，将现代管理理论和先进信息技术相结合的网格化管理模式应运而生。网格化模式指在保持原有行政划分框架不变的前提下，按照一定标准将某一行政区域再次划分为多个网格，在网格内分解任务、网格间分享信息、网格外整合资源，实现问题分割处理并最终实现人力、物力及资源优化配置的一种管理模式。

二、举措与机制

为解决医疗资源有效配置、外来人口公共卫生服务与风险防控以及医患矛盾增加等诸多问题，相城区以"健康相城"建设为引领，通过开展"相城仁医进万家、两聚一高送健康——全科医师九进网格"主题活动，充分依托"网格化管理、组团式服务"模式，重点推进"基本医疗进网格、健康教育进网格、计生服务进网格、慢病管理进网格、精神卫生进网格、妇幼保健进网格、康复指导进网格、信息收集进网格、卫生监督进网格"的"九进网格"服务体系，构建与全区经济社会发展水平相适应，符合深化医药卫生体制改革要求的服务体系和工作队伍，旨在提升辖区居民健康水平，增强人民群众的获得感（见图13）。

（一）开展"相城仁医"主题活动

"相城仁医"主题活动分三阶段进行：一是动员部署，召开"相城仁医"主题活动动员大会，对主题活动时间、内容、要求进行全面安排部署；二是具体实施，包括仁医宣传教育、仁医责任落实、仁医制度完善以及仁医专项行动；三是总结反馈，包括组织考核评价、实施通报反馈以及问题整改。

（二）建设网格化管理机制

为确保网格化管理模式顺利实施，相城区建立了四大保障机制：一是队伍建设机制。相城区各医疗卫生机构成立相应的网格人员队伍，包括网格巡查员和网格系统管理员。二是团结协作机制。建立相城区卫生行政团队、医疗团队、公共卫生医师团队各网格间的密切协作关

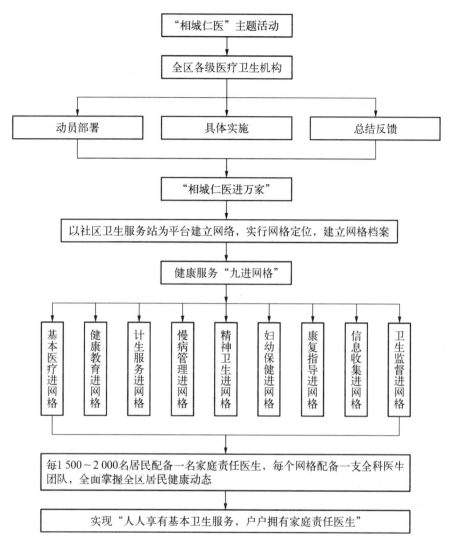

图 13 "相城仁医"主题活动具体流程图

系,定期召开联席会议,协调、部署、落实各项"九进网格"工作。三是监督督查机制。相城区卫计局成立监督小组,定期监督网格化管理工作落实情况,促使相关部门切实履行各项职责,防止不作为问题发生。四是考核评价机制。完善考评机制和标准,量化考核指标并开展自评互评,将年终绩效考核成绩与网格工作绩效挂钩,鼓励网格工作队伍保持良好的工作状态。

（三）具体措施及实施步骤

在充分了解各片区分布特点、居住集散程度、居民生活习惯等基本情况的基础上，相城区重点推进"九进网格"工作，全面掌握全区所有社区基本卫生状况和居民健康动态，实现辖区基本公共卫生服务全覆盖。

一是广泛开展多种形式的健康宣传活动。结合全科医生团队服务，充分发挥"仁医团队"的作用，定期深入基层开展宣传和健康教育活动，传播健康知识，推广健康生活方式，帮助居民树立良好的卫生习惯，倡导科学、文明、健康的生活方式。

二是继续深入实施基本公共卫生服务项目。以居民健康档案管理、老年人健康管理、慢性病患者管理为重点，为各类服务对象提供个性化健康管理服务，提高各类服务对象的主动参与意识；组织开展公共卫生服务经验交流、技能竞赛等活动，使辖区居民得到规范、全面的健康指导。

三是推进家庭医生签约服务。重点加强与65岁以上老年人、孕产妇、常见慢性病患者等重点人群的签约，进而强化对该人群的健康管理与指导，促进医患之间形成稳定、连续的服务关系，提高基层医疗服务的吸引力和有效性。

四是推进名医进社区工程。积极引进和培养一批在区域内有较大影响力的知名专家，增强基层医疗卫生机构的活力；充分发挥"全科医生工作室"等现有资源的作用，定期选派院内专家下基层开展诊疗服务，使社区居民在家门口也能享受到专家级的诊疗服务，打造社区全科医生工作室品牌。

五是推进健康管家深入群众。以重点人群需求为导向做实导医服务，通过发放相城区《全科医生社区服务手册》，引导辖区居民有针对性地就医，真正实现按需导流、有的放矢，全力推动形成基层首诊、上下联动的就医新秩序。

具体实施步骤包括以下三步：一是宣传动员，制订活动计划（2018年6月）。各医疗卫生单位根据实施方案，结合实际，制订具体实施计划,召开动员会,深入宣传活动的重要性和必要性。二是组织实施,落实活动任务(2018年7—11月)。根据各单位实施计划,认真组织开展"相城仁医进万家"活动。三是监督检查,评估活动效果(2018年12月)。开展自查自评,总结分析,区卫计局组织相关科室开展活动效果的评估,对工作成绩突出的单位与个人予以表彰。

三、创新与成效

苏州市相城区创新采用网格化管理模式开展辖区医疗与公共卫生管理工作,以网格队伍为保障,实现问题分割处理,最终达到人力、物力及资源的优化配置,同时也提高了管理效率。具体来看,其网格化管理模式具有如下优势。

一是实现公共卫生管理的信息化。网格化管理模式的基础是信息技术和科层技术,每个网格产生的问题可通过网格平台进行上报汇总。在大数据背景下对这些问题进行定性、定量分析,帮助区卫计局预测人群的疾病状况、疾病分布及发展趋势,便于及时调整干预措施,提高区域公共卫生管理水平。

二是实现公共卫生管理的服务前置。网格小组医务人员主动走村入户了解群众的健康诉求,改变了基层医生一贯"坐等病人上门看病"的服务模式,使居民就医模式多样化,也架起了基层医疗机构与社区群众之间的沟通桥梁。

三是畅通社区卫生服务与医疗服务、疾病预防控制、公共卫生等业务领域的联通渠道,完善和规范社区卫生服务功能,提高社区卫生服务质量。网格化管理体系的建立是一个系统内部流程自我优化的过程,部门职责更加明确,服务质量也更加完善。通过网格化管理,相城区将九大类卫生服务项目进行有机整合,改变以往条块分割、各自为政的局面,解决了原有模式中重复服务、过度服务和服务盲区的矛盾,从而不断提升社区卫生服务的整体管理效能,降低管理成本(见表6和图14)。

表6　2017年6月—2018年9月相城区基本公共卫生服务
项目管理数据统计

时间	常住人口签约数/人	家庭医生签约覆盖率/%	重点人群签约数/人	重点人群签约率/%	高血压健康管理率/%	糖尿病健康管理率/%
2017.6	161 028	22.01	112 476	58.29	30.4	16.62
2017.12	258 447	30.02	155 845	70.94	37.94	24.39
2018.9	271 455	36.93	166 619	73.67	95.77	79.59

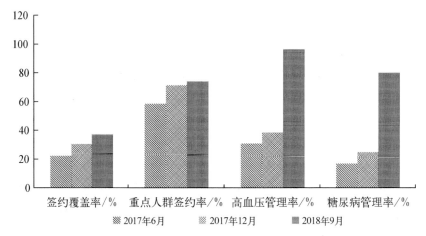

图14　2017年6月—2018年9月相城区基本公共卫生服务项目管理实时数据

此外，相城区以仁医理念引导公立医院的价值追求，也为破解医患关系难题提供了一种新思路。总体而言，"相城仁医"主题活动取得了以下成效。

一是提高医疗服务软实力，以"健康相城"建设为引领，以思想教育、制度规范、严肃纪律、改进作风为抓手，紧紧围绕医药卫生事业改革发展大局，不断加强医疗服务管理，严肃行业作风纪律，强化医德医风建设，深入阐明以人为本、为民服务的宗旨。

二是降低医疗成本，节约医疗资源。"相城仁医"主题活动，一方面提升了辖区居民的健康水平与健康意识，把健康生活方式、健康生活理念传递给居民群众，帮助居民树立良好的卫生习惯，避免了医疗资源的浪费；另一方面，通过开展家庭医生签约、深入实施基本公共卫生服务项目，使辖区居民足不出户便可以享受到针对性较强的健康服务。此外，这一主题活动还通过网格化管理不断提升社区卫生服务的整体效能，低了管理成本。

三是创造良好的卫生服务环境，取得显著的社会成效。相城区进一步转变了卫生计生事业发展方式和工作方式，建立健全可持续的卫生计生运行机制，全面提升了全区医疗技术服务水平，构建了与全区经济社会发展水平相适应、与深化医药卫生体制改革相适应的服务体系和工作队伍。网格化管理模式实施以来，相城区基本公共卫生服务各项指标不断优化，树立了卫计系统为民、惠民、务实的良好形象，为打造"健康相城"创造了良好环境（见图15）。

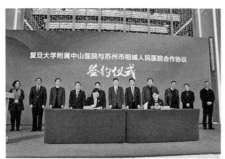
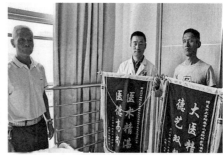
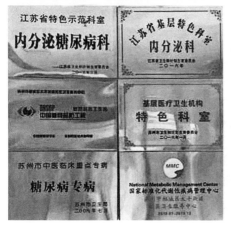
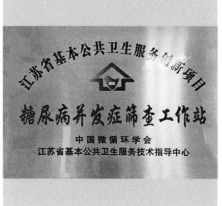

图15　相城区医疗卫生领域相关工作成果

四、启示与展望

苏州市相城区基于网格化管理模式的实施，充分提升了区域医疗资源配置效率和整体医疗服务能力，推动社区卫生服务的工作方式从粗放向精细转变，工作重点从治疗为主向服务为主转变，满足群众对医疗卫生服务多元化需求的同时，改善了社区医患关系。但该模式在发展过程中也存在一些问题与不足。

一是网格化推进人员配备不足，影响活动开展质量。基层医疗机构普遍存在人手紧缺、人员/岗位配比率低的现象。随着公共卫生服务项目的不断增加以及工作的不断推进，社区卫生工作量越来越大，质量要求越来越高，而工作人员/岗位配比远低于对应标准，为开展好"全科医师九进网格"活动，医生常常利用个人休息时间参与活动，在一定程度上影响了服务质量和活动的可持续性。

二是社区医生整体业务能力相对较低，实施效果与预期有偏差。网格化管理标准高、项目多、操作程序要求规范，但基层社区医生存在学历层次偏低、年龄偏大、网格化管理经验不足、信息化处理能力不高的问题，最终将影响网格化服务贯彻的科学性和准确性，项目实施效果存在一定偏差。

三是网格化推进中社区居民的依从性仍不够高。网格化管理注重与社区居民的互动，但部分居民在整个健康管理过程中参与意识较低、互动性较差，这在一定程度上也影响了项目的推进。

四是网格化建设缺乏专业管理系统。现有的社区卫生网格化管理单纯靠人工收集信息整理后存入电脑，并未使用专业的管理软件，大大降低了工作效率。

五是部门间沟通不畅造成职责定位不清晰。网格化服务更加注重团队协作，现有网格化团队合作能力较弱，社区各网格间、职能部门间协调沟通不畅造成信息传递不准确，在工作时会出现职责混杂、定位不清晰的问题。

未来，相城区将深入开展团队工作人员的统一培训，确保网格化管理工作人员充分掌握必需的信息技术，深入理解网格化管理流程及制度，以保证系统的稳定、高效运行。同时，相城区拟结合苏州市健康卫士"531"行动计划，进一步推进"全科医师九进网格"活动，不断优化服务流程、拓展服务内容、丰富服务内涵，打造"急病要急，慢病要准，无病要防"的整合型医疗服务体系，形成全方位全周期的健康保障。

（报送单位：江苏省苏州市相城区卫生健康委员会）

专家评析

网格化管理是社会治理模式的改革与创新成果。它依照特定的划分标准把城市分为若干个单元格，这种划分的实质是重构基层治理的基本单元，再借助互联网信息技术的嵌入，提升基层治理能力。这一创新模式强调治理单位的重构与治理范围的下沉，侧重于有效治理。网格化管理体现了问题制导、精细化管理与服务、联动执行、组团服务、责任到人、风险控制等优势，诠释了"横向到边、纵向到底、全面覆盖、不留死角"整体性管理内涵。随着基层医疗卫生管理问题越发多元、矛盾越发突出，原有的粗放式医疗卫生与公共服务管理体制难以适应当代城市发展治理新要求。在此背景下，苏州市相城区开展了基于网格化管理模式下的医疗卫生服务探索与实践。

相城区以"健康相城"建设为引领，充分依托"网格化管理、组团式服务"模式，重点推进"九进网格"服务体系：一是开展"相城仁医"主题活动；二是建设网格化管理机制，包括队伍建设机制、团结协作机制、监督督查机制、考核评价机制。其具体措施及实施步骤包括：一是广泛开展多种形式的健康宣传活动；二是继续深入实施基本公共卫生服务项目；三是推进家庭医生签约服务；四是推进名医进社区工程；五是推进健康管家深入群众。

这一模式体现了一些创新点：一是实现公共卫生管理的信息化；二是实现公共卫生管理的服务前置；三是畅通社区卫生服务与医疗服务、疾病预防控制、公共卫生等业务领域联通的渠道，完善和规范社区卫生服务功能，提高社区卫生服务质量。"相城仁医"主题活动取得以下成效：一是提高医疗服务软实力；二是降低医疗成本，节约医疗资源；三是创造良好的卫生服务环境，取得显著的社会成效。当然，这一主题活动还存在网格化推进人员配备不足、社区医生整体业务能力相对较低、网格化推进中社区居民的依从性仍不够高等问题。

未来，随着深入开展团队工作人员培训，进一步推进"九进网格"活动，不断优化服务流程、拓展服务内容、丰富服务内涵，相城区基于网格化管理的医疗卫生服务模式实践一定会再上一个新台阶。

钱东福

上海交通大学健康长三角研究院　双聘研究员

南京医科大学医政学院院长　教授、博士生导师

健康教育"百千万"行动计划：苏州市医学会践行"健康中国"战略

一、背景与动因

新中国成立以来特别是改革开放以来，卫生与健康领域改革发展取得了显著成就，人民群众健康水平不断提升。然而，伴随工业化、城镇化和人口老龄化的大趋势，外部生态环境、居民生活方式和疾病谱也在不断发生变化，保障和增进人民健康的任务依然艰巨。研究表明，居民健康教育对于预防疾病的发生有着重要作用。当前，苏州市人民群众健康知识知晓率仍然偏低。从居民健康素养水平来看，2015年，苏州市居民健康素养水平为21.3%，其中慢性病预防素养和基本医疗素养最低，分别为5.1%和7.3%，经常参加体育锻炼的人数占比仅为35.0%。从居民行为和生活方式角度来看，吸烟、酗酒、缺乏锻炼、膳食结构不合理等不健康生活方式也比较普遍，不良生活方式引起的疾病日益增加。

在此背景下，苏州市医学会积极响应国家"以治病为中心"向"以健康为中心"转变的号召，利用学会专科齐全、人才荟萃的优势，实施公众健康教育"百千万"行动计划，主动开展市民健康教育，将科学、实用、权威的医学知识传授给市民，提升苏州市民健康素养水平和防病保健能力，以期在更高层次、更宽领域统筹建设健康苏州，促进人民群众健康与经济社会、自然生态协调发展。

二、举措与机制

苏州市公众健康教育"百千万"行动计划，即建立"一百个"标准化健康科普课件，培训"一千名"健康科普讲师，开展"百万市民"受益的健康科普活动。预计到2020年底，形成以市民健康需求为导向，以苏州市医学会专业委员会为基础的专家公众互动型健康教育体系，开展多渠道、多形式的医学科普宣传及健康教育活动，提高群众的医学知识素养和自我保健能力。

（一）主要举措

一是建立"一百个"标准化健康科普课件。具体包括：① 制定标准模板。苏州市医学会组织各专业委员会制定健康科普课件的标准模板。② 报送科普课件。各专业委员会按照标准模板，选择所在专业常见病、多发病，组织编写标准课件，各专业委员会全委会讨论定稿后报送苏州市医学会。③ 科普课件遴选。苏州市医学会从疾病的预防、早期表现、临床干预、并发症认识及康复指导等方面，组织专家对各专业委员会报送的课件进行遴选。

二是培训"一千名"健康科普讲师。具体包括：① 讲师团选拔和培训。苏州市医学会对各专业委员会选报的讲师进行选拔和培训，组建苏州市医学会健康科普培训讲师团。② 开展科普讲师培训班。苏州市医学会组织开展针对基层医务人员的健康科普讲师培训班，内容包括政策解读、专业知识、讲课技巧和媒体宣传等方面，并组织考核发放证书。

三是开展"百万市民"受益的健康科普活动。具体包括：① 提高科普主动性。健康科普的对象从以慢病人群为主，扩展为全苏州各个层次的市民，结合大数据分析等手段，对高危疾病或有这一倾向的人群开展主动性科普教育。② 加强科普针对性。根据不同年龄段、不同文化程度、不同职业特点，因人施教，在科普"大众化"的基础上逐渐实现"个性化"，提升市民的体验感和获得感。③ 活动形式多样性。活动形式以健康科普讲座为主，辅以病友会、电台网络直播、广播热线、微信有奖问卷等其他形式，整合相关社会资源和平台，与社区、学校、媒体、企事业单位等机构部门联合开展丰富多彩的健康科普活动（见图16）。

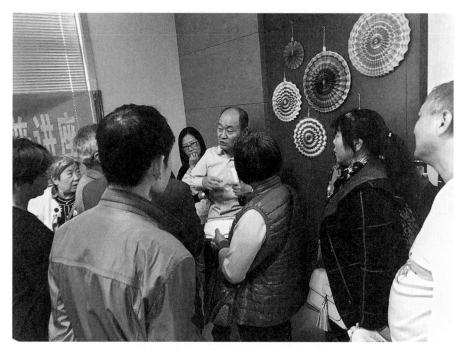

图16　苏州市医学会开展科普宣传及健康教育活动现场

④ 效果评价持续性。探索多方评价体系,对活动中存在的问题进行持续化督导改进,提高健康科普活动的效率及质量。

（二）保障措施

一是加强组织领导。苏州市医学会充分认识到深入开展公众健康教育"百千万"行动计划的重大意义,将其列入专业委员会发展计划。由苏州市医学会组织成立"百千万"行动计划领导小组和办公室,充分发挥苏州市医学会的主导作用和各专业委员会的主观能动性,统筹协调、有序推进,保障"百千万"行动计划的各项目标任务落实到位。

二是强化能力保障。苏州市医学会优化健康科普教育队伍,强化科普宣传意识,落实专业技术支持,在综合考虑苏州市民对各专业健康需求的基础上,科学设置专家团、培训师、讲师等人员配备,充实苏州市卫生健康科普教育力量。

三是开展督导评估。苏州市医学会公众健康教育"百千万"行动计划领导小组和办公室负责对项目工作的组织、进度、实施过程、效果和经费使用情况进行定期督导、考核和评估，建立动态分析、情况通报、效果评优等制度，分层推进重点工作、分步实施工作任务、及时发现并解决实施过程中的实际问题。

三、创新与成效

苏州市医学会公众健康教育"百千万"行动计划的实施与推行取得了诸多成果。

首先，苏州市医学会制作遴选了100个标准化课件，通过"学科主委坐镇把关""艺术展翅让科普更生动""标准课件让更多人受益"等措施，用权威专业又生动有趣的语言讲述医学专业知识，让老百姓愿意听、听得懂，增强百姓参与意愿。

其次，培训了1 000名健康科普讲师，通过倡导医务人员肩负健康教育的责任，使广大医务工作者成为健康理念和健康知识的传播者。目前，已开展健康科普活动共计200余场，累计受益人数超10万人次，活动受到了《健康报》、健康江苏微信公众号、《苏州日报》、苏州电视台等多家媒体的广泛报道，为健康科普工作营造了良好的氛围，为推进苏州市卫生与健康事业发展从"以治病为中心"向"以健康为中心"转变做出了积极贡献。

最后，此次"百千万"行动计划充分利用新媒体传播渠道，通过"看苏州"App进行科普直播，还通过微信公众号、苏州卫生12320微信公众号以及《苏州日报》等媒体宣传，每周提前公布科普活动时间，让市民提前了解科普活动的安排，受到市民一致的好评。

四、启示与展望

党的十九大报告提出的"实施健康中国战略"，把预防疾病作为一项重要的工作。健康教育是预防疾病的重要手段，通过健康教育可提高市民的健康素养,树立市民的健康意识,促使人们改变不良生活方式,减少乃至消除影响居民健康的危险因素,从而预防和控制疾病。

苏州市医学会针对公众健康教育的"百千万"行动计划,其核心理念就是通过健康科普活动开展健康教育。健康科普要坚持科学求实的原则,要言传身教,让受众内化于心、外化于行。改变人民群众生活陋习,促进其健康行为,不可能一蹴而就,健康科普必须常抓不懈。从另一个角度讲,只有人民群众健康水平提升了,有限的卫生资源才能被更好地配置,从而缓解医疗资源紧缺的现状,真正做到化被动为主动。

在公众健康教育"百千万"行动计划的实施和未来发展过程中,同样会面临一些问题,包括场地安排较为困难、科普讲座时间难协调、经费不足等。针对上述的问题,未来可从以下两个方面做好工作:一是加大社会力量参与力度,积极引入社会组织、企业、志愿者等主体,鼓励社会力量参与健康教育和健康促进工作;二是整合资源、加强协调,面向不同人群提供有针对性的医学科普资源。苏州市公众健康教育"百千万"行动计划以人民健康为中心,传播健康理念,树立市民的健康意识,必将在推进苏州市卫生与健康事业发展从"以治病为中心"向"以健康为中心"转变上发挥出巨大的作用。

（报送单位：江苏省苏州市医学会）

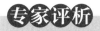

专家评析

世界卫生组织研究发现,个人行为与生活方式因素对个人健康的影响占到60%。每个人是自己健康的第一责任人。《健康中国行动（2019—2030年）》围绕疾病预防和健康促进两大核心,提出了15个重大专项行动,其中第一个专项行动就是"健康知识普及行动"。该行动旨在帮助每个人学习、了解、掌握有关预防疾病、早期发现、及时就医、合理用药等维护健康的知识与技能，增强个人健康意识，不断提高个人健康管理能力，并在具体实施内容中提出了建立并完善健康科普专家库、健康科普资源库的要求。

本案例中的"一百个"标准化健康科普课件、"一千名"健康科普讲师都是健康科普"两库"建设的重要内容。苏州市医学会对标准化课件的制作筛选从科学性和通俗性两个方面着手：依托其专业委员会，每个标准化健康科普课件都由"学科主委坐镇把关"，保证了课件内容的权威性和专业性；在保证科学性的前提下，注重用生动有趣的语言来表达医学专业知识，这是科普工作中非常重要的通俗性原则，通俗易懂才能使健康知识更容易为群众所接受，体现课件的价值。同时，苏州市医学会调动医务人员参与健康科普活动的积极性，从医务人员中遴选专家组成讲师团，对他们进行讲课技巧和媒体宣传等内容的培训，进一步提升讲师们的科普能力。

除了"两库"建设以外，苏州市医学会在开展线下健康科普活动的同时，通过媒体报道进行舆论引导，进一步营造良好的社会氛围，并充分运用新媒体技术，进行线上直播和宣传。这种多个媒体融合、线上线下结合的健康传播形式，进一步扩大了健康科普的覆盖面和宣传效应。

未来，希望有越来越多的人加入进来，做有情怀、有温度的健康科普。

丁　园

上海交通大学健康长三角研究院　双聘研究员

上海市健康促进中心　副主任、副研究员

构建精神障碍社区康复新模式：
"康复驿站"助力精神健康

一、背景与动因

　　江苏省太仓市是长江经济带和沿海开放带交汇点上的一座滨江港口城市，市域面积809.93平方公里，下辖国家级太仓港经济技术开发区、省级高新区、科教新城、旅游度假区、娄东街道办事处和5个镇。截至2018年底，太仓市户籍人口为49.4万人，常住人口为71.92万人。2018年，太仓市地区生产总值达1 331亿元，综合实力多年名列全国百强县（市）前十位。太仓生态环境优美宜人，公共服务普惠均等，人民生活安定幸福，人均期望寿命为83.56岁。

　　随着经济发展和社会转型，精神疾病防治康复工作的重要性日益凸显，其涉及面越来越广，敏感度越来越高，并且精神心理问题与社会安全稳定、公众幸福感等问题叠加交织，事关改革、发展、稳定大局。据调查，精神疾病在我国疾病总负担中排名居首位，约占疾病总负担的20%，超过癌症和心血管疾病。当前，精神卫生问题已成为重大公共卫生问题。严重精神障碍的治疗和康复疗程长，因病致残率较高，如果得不到合理的治疗，对于患者及其家庭而言都是沉重的负担，甚至会对社会产生危害。近几年，国内严重精神障碍患者引发的恶性案件屡见不鲜。太仓市也曾发生数起精神障碍患者伤人事件，不仅造成人员伤亡和经济损失，还造成了一定程度上的群众心理恐慌，影响社会和谐稳定。截至2018年9月，太仓市在册严重精神障碍患者有3 051人，检出率为4.2‰；其中在管患者2 850人，管理率为93.41%，规范管理率为93.28%，服药率为89.97%，规律服药率为67.42%。

为全面深入推进"健康中国2030战略"，统筹城乡社会救助体系，发展残疾人事业、加强残疾康复服务，太仓市卫生和计划生育委员会（卫生健康委员会前身）通过设立"康复驿站"，吸纳符合条件的精神障碍患者进行生活自理和社会适应等方面的康复训练，引导他们从事力所能及的工作，获取相应的报酬，促使其逐步回归社会，减轻家庭负担，维护社会稳定。

二、举措与机制

2015年以来，太仓市着力推进社会化、综合性、开放式的精神障碍康复工作模式，打造康复驿站品牌，初步形成了政府主导、专业机构支撑、企业助力和社会组织管理的精神障碍社区康复模式。目前，太仓市共建成精神障碍社区康复站12家，其中有工疗站7家，企业承办的工疗车间5家，吸纳各类精神障碍患者146人。

（一）政府引领，健全体系

太仓市政府成立精神疾病防治康复领导小组，统领卫计、公安、综治、残联等多部门联动推进精神疾病防治康复工作。市政府与各区镇签订工作目标责任书，明确精神障碍康复机构的建设目标和任务，落实建设主体和建设责任。精神疾病防治康复领导小组不定期开展督导，每半年组织精神疾病防治康复工作考核。各镇（区）把精神卫生工作列入科学发展考核指标体系，做到"救治一人、解放一家、稳定一方"，推动易肇事肇祸精神障碍患者服务管控工作深入持续开展。在政府关爱和社会帮助下，更多的精神障碍患者得以康复、回归社会。

（二）统筹各方，多元化投入

政府通过统筹各方资源，多元化投入，共同推进康复驿站建设。

一是政府主办。2014年，位于沙溪镇的太仓市残疾人托养服务中心成立残疾人康复驿站，选择部分爱心企业作为合作伙伴参与建设。2015年，浮桥镇残疾人创业培训实践基地康复驿站正式启用，该康复驿站以农疗和工疗相结合的康复模式开展运作。2017—2018年,璜泾、浏河、双凤、城厢四地先后由政府新建的康复驿站投入使用。

二是社会组织创办。2016年8月,由社会组织苏州蓝谐新明珠服务外包有限公司创办的残疾人康复驿站——善爱益家社会工作服务中心正式投入运行,中心通过政府购买服务的方式,安置了残疾人辅助性就业,进一步拓宽残疾人辅助性就业的新渠道。

三是企业自办。自2009年起,双凤镇的太仓富豪铜业有限公司就开始建立苏州市首家内资企业庇护性工疗车间。沙溪镇的中广核三角洲(江苏)塑化有限公司投资80多万元创建了"善爱之家",沙溪镇的恒力纺织有限公司也设立了颇具规模的工疗车间。2015年3月,在太仓市残联的资金扶持和业务指导下,中国第一家智障人员公益性工厂——太仓中德善美实业有限公司在太仓软件园正式开业,这是德国企业在华建立的首家残疾人福利工厂,也是德国奥芬堡的残疾人工厂模式在中国的首次尝试。

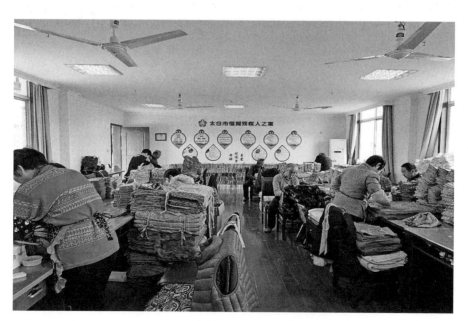

图17　太仓市恒爱残疾人之家

（三）政策扶持，实体企业助力

太仓市认真落实国家相关税收优惠政策，对接纳残疾人（包括严重精神障碍患者）超过用工数25%的工厂，给予每人9万元/年的退税支持。这一政策有效地减轻了企业的负担，引导爱心企业和第三方组织回报社会。太仓市残联还为在康复驿站康复和工作的精神障碍患者提供每天10～20元/人的伙食补助，解决他们的午餐问题。此外，还有企业为严重精神障碍患者提供班车接送服务，为他们购买意外保险，解决家属的后顾之忧。在各康复驿站等社区康复机构参加劳动的精神障碍患者，可以通过计时、计件等劳动方式获取相应的报酬，收入最高者每月报酬达到2 000元。

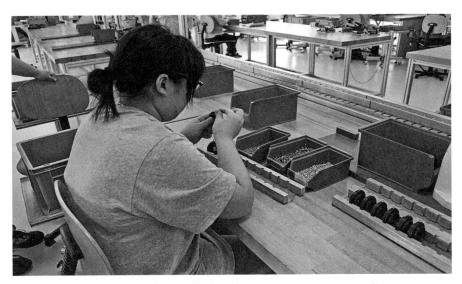

图18　参加劳动的精神障碍患者

（四）部门合力，规范运行

太仓市残联会同卫健委招募符合条件的精神障碍患者，经专业评定后纳入社区康复机构进行治疗和康复训练。市残联还定期组织管理和服务人员参加专项培训班，开展护理人员技术培训，并依托精神残疾人亲友俱乐部，开展讲座咨询、交流心得等服务。卫健部门组织基层医疗机构与辖区康复驿站签约,派驻专兼职精防工作人员定期为康复驿站的精神障碍患者完善健康档案,提供用药指导、医疗康复等技术支持。这样能够让康复驿站工作人员及时了解康复患者的病情,并根据医生对患者即时病情的评估,决定是否可以继续开展工疗等康复治疗。此外,团委等其他部门也以多种形式的志愿者活动积极为患者提供助残服务。

(五) 创新机制,社会化管理

为避免政府在精神障碍患者康复环节投入过量的管理资源,近年来政府借鉴第三方社会组织的经验,由政府投入运行经费建成康复驿站,通过公开招标由第三方社会组织管理运行。这一机制得到了很多社会组织的积极响应,康复驿站运转顺畅。因为这类组织机构都有着较为丰富的社会组织经验,能够从患者日常的人际交流需求出发,做好康复驿站及精神障碍患者的康复管理。另外,第三方组织还与辖区爱心企业联系,为康复患者提供一些他们力所能及的工作岗位,并为康复患者布置温馨舒适的休息、用餐、活动环境,使精神障碍患者能更好地享受劳动的乐趣。

(六) 优化队伍,可持续发展

太仓市在队伍建设方面,着重加快基层医疗卫生机构精神科医师的培养,夯实基层工作基础。自2015年以来,太仓市新增精神科医生6名,培养精神卫生专业"522卫生技术骨干人才"1名。2016年,按照《关于基层医疗机构的医师增加精神卫生专业执业范围有关事项的通知》的精神,太仓市举办社区医师增加精神卫生执业范围培训班,20名学员经考核合格,加注精神科执业范围,实现了基层医疗卫生机构精神科医生的全覆盖。目前,全市共有精神科执业(助理)医师40人,每十万人口精神科执业(助理)医师拥有量达到5.56名,远超国家要求东部地区每十万人口精神科执业(助理)医师达3.8名的要求。在管理方面,采用PDCA模式,这种模式主要包括四个阶段:计划(plan)、执行

（do）、检查（check）和处理（act）。每年由太仓市精神卫生中心制定年度计划，报市精防领导小组审核，通过后下发实施方案，由精防各相关部门、各镇实施。在实施过程中，精防领导小组每季度、每年度均会进行考核，分析原因，研究采取解决措施，不断完善实施方案。

三、创新与成效

（一）有效管控，防止"双肇"发生

病情得到控制的严重精神障碍患者，经专业人员评估后，可到康复驿站进行辅助性就业。康复驿站通过对精神障碍患者的有效管理，使其逐步回归社会、尽早康复。

（二）精准帮扶，助力攻坚脱贫

太仓市部分贫困家庭是因长辈年迈、青壮年家庭成员患精神障碍疾病造成的。经专家评估后，康复驿站逐步帮扶此类家庭的青壮年家庭成员参加工作，为家庭增加收入来源。据统计，在工疗的工厂，部分精神障碍患者通过自身的劳动可获得每月600～2 000元不等的收入。

（三）康复驿站形式多样，广泛接纳患者

经过多年努力，2018年，太仓市已实现全市精神卫生康复驿站各镇区的全覆盖，精神卫生康复驿站的运作形式也多种多样，有工疗、农疗、娱疗等，可以满足处于不同阶段的精神障碍患者的需求。目前，全市12家康复驿站共接纳了精神障碍患者146人。

（四）康复驿站成效获社会广泛关注

从无到有、从单一形式到多样化的发展，太仓市精神障碍康复驿站的建设初具规模，取得了一定成效。太仓市康复驿站模式由此引起周边县市和全国其他地区精神康复专业人员的关注，多个单位和专业团体前来参观交流。2017年2月17日，张家港精防办代表前来太仓市康复基地参观；2017年11月4日，美国阿肯色州州长韩旗胜（Asa Hutchinson）一行访问太仓市残疾人集中就业企业五洋集团恒力纺织

有限公司；2017年11月23日，常熟市卫计委参观市康复基地交流精防工作；2018年5月23日，吴中区卫健委参观市康复基地交流精防工作；2018年6月23日，全国精神病医院协作组的专家100余人前来太仓参加交流活动。

四、启示与展望

精神障碍患者虽不能完全治愈，但可通过服药使病情得以控制。患者在康复过程中也会遇到诸多困难：一是家庭负担重。许多病人在服药后，往往要经历漫长的居家康复过程，患者家属需要安排专人对其进行看护，监督其服药。由于患者本人长期没有收入，家人长期的看护同样增加了家庭负担，许多精神障碍患者家庭因病致贫、因病返贫。二是康复较难。居家康复时间长、效果差，患者难以真正回归社会。

为此，太仓市建设康复驿站，为符合条件的精神障碍患者提供社区康复服务，一定程度上帮助患者实现自我价值，减轻了家庭负担。太仓市建设康复驿站的经验如下：一是应坚持覆盖面广、时效性强、满足精神障碍患者迫切需求的原则，采取向第三方购买服务的方式，安置精神障碍患者辅助性就业，进一步拓宽其辅助性就业的渠道。二是根据患者情况和病因，采取分类分层服务的方式，并结合他们在医疗、生活自理、社会融入等方面不同的需求，制订个性化康复计划，并进行动态化跟踪管理。三是整合资源、多方协作，在建设康复驿站的过程中，注重发挥市场、政府和社会的作用，全面推进精神障碍患者康复工作的开展。

当前，这一工作总体还处于摸索阶段，经验还比较粗浅，也存在着一些有待克服的难题。比如，严重精神障碍患者家属具病耻感，有意隐瞒，到异地就医，不愿在当地医疗机构接受治疗和随访，导致本地医疗机构不能完全掌握区域的发病基数和发病情况；许多家属对康复驿站的功能和效果还不甚了解，需要进一步加大宣传推广力度，提高群众对康复驿站的知晓度；大多数康复驿站的建设规模较小，容量不足，需要政府联合企业和社会组织进一步投资扩建。

下一步，太仓市康复驿站将从以下两个方面开展工作：一是全面推进严重精神障碍患者救治工作。加强患者排查和报告登记，做好分类收治和康复服务。民政、残联、卫计、财政等单位要建立健全精神障碍社区康复服务体系，构建医院、镇街、社区、家庭"四位一体"的康复模式，最大限度地帮助患者恢复因病受损的生活、劳动和人际交往能力。二是孵化更多的"康复驿站"，培育更多的服务组织，培养更加专业的康复人才，促进太仓市精神障碍患者社区康复工作向专业化、规范化、品牌化方向发展，给人民群众提供更多的新体验，让精神病患者这一弱势群体活得更有保障、更有尊严。

（报送单位：江苏省太仓市卫生健康委员会）

专家评析

精神障碍患者出院后的康复和管理，既是关系到患者健康和家庭照护负担的公共卫生难题，也是涉及社区治理和社会安全的公共管理难题。太仓市设立的康复驿站，以促进精神障碍患者的社区康复和社会融入为目标，实现了患者、家庭和社区的多赢，是精神卫生社会治理的有益探索和突破。

该模式有三个亮点。第一个亮点是政府政策的大力度支持。太仓市一方面严格落实国家关于企业吸收残疾人就业的退税政策，激发企业参与的积极性；另一方面还为康复驿站的工疗人员提供各种补贴和便利服务，包括设立午餐补贴、安排班车接送、为工疗人员购买意外保险，并按标准给付劳动报酬等。第二个亮点是积极借力社会组织和爱心企业。在太仓市所建的康复驿站中，既有社会组织创办的，也有企业自办的，其中包括中国第一家智障人员公益性工厂，还引入了德国的先进管理模式。第三个亮点是各政府部门协同合作。其中，残联负责人员培训和组建精神残疾人亲友俱乐部；卫健部门负责为康复驿站人员建档和提供用药及康复指导；团委等部门负责志愿活动的组织。

太仓市的康复驿站有三个方面的经验可供其他地区借鉴。一是对待精神障碍患者及其家庭，政府应本着服务意识，通过政策支持、部门合作和资源链接来促进他们融入社会，而非仅仅强调防范和管控。二是要打造一支扎实的精神卫生专业队伍，为相关社会服务的发展提供有力的专业支撑。三是要激发社会组织和爱心企业的创造力，为精神障碍患者提供形式多样的工疗、农疗、娱疗等服务，从而满足处于不同阶段的精神障碍患者的需求。

杨 帆

上海交通大学健康长三角研究院　双聘研究员

上海交通大学国际与公共事务学院　副教授

"大雁"流动医疗服务：打造解决大堰镇山区"看病难"新思路

一、背景与动因

浙江省宁波市奉化区大堰镇位于奉化区西南部，距市区29公里，东北毗邻尚田镇，南与宁海县深圳镇交界，西南与新昌县沙溪镇、巧英乡接壤，西北连溪口镇，属全山区乡镇。大堰镇区域面积达129.5平方公里，共有行政村40个，自然村123个。全镇有户籍人口26 195人，常住人口约8 000人，分散在123个村中。如今年轻人大多数已经迁往城市生活，大堰镇常住人口中60岁及以上老人占比将近一半，不少老人都患有高血压、糖尿病等慢性疾病。然而，大堰镇地广人稀、道路崎岖，村民就医多有不便。

一是大堰镇卫生院检查设备陈旧落后，人员编制受限、专业技术人员流失严重等原因导致相关医疗仪器设备操作人员缺乏、使用效率低下。该院大部分医务人员都是身兼数职，这些医务人员外出培训、下乡体检或休息的时候就会出现辅助科室停诊现象。

二是大堰镇11个村卫生室，共有乡村医生11人，其年龄均在50周岁以上，50～59周岁占比为19%，60周岁以上占比为81%，村医队伍萎缩、结构失衡现象日益凸显，面临"后继乏人"的窘境。

三是大堰镇40个行政村中有24个没有医疗点，基层医疗服务网非常薄弱，不能有效覆盖全镇，造成了百姓"看病难"的问题非常突出。由于特殊的地理、人口环境，大堰镇医疗业务发展受到重重限制，医疗机构无法坐等病人上门就诊，为此，大堰镇卫生院决定主动走出去，开创医疗卫生健康服务新气象。

二、举措与机制

(一) 开拓创新,组建流动医疗志愿服务队

为有效缓解山区百姓"看病难"现状,为进一步弘扬"人道、博爱、奉献"的志愿者精神与传统美德,给辖区内的困难家庭、残疾人、孤寡妇孺等需要帮助人群带去更多的温暖,大堰镇卫生院领导班子开拓创新,结合自身拥有的医疗资源,决定组建一支更加专业化、系统化的医疗服务团队。

2017年4月19日,大堰镇卫生院整合各方面医疗资源,以公共卫生服务团队为基础,成立了"大雁"流动医疗志愿服务队。服务队成员由27名医务工作者组成,包含医师、护理人员、医技人员等多个类别。

志愿者们利用业余时间,每月两次为"30分钟医疗服务圈"不能到达的村庄及敬老院提供巡回医疗服务,开展"三定"(定人、定点、定时)

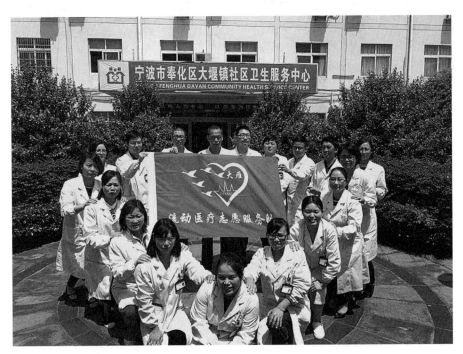

图19　宁波市奉化区大堰镇流动医疗志愿服务队成员合影

巡回医疗义诊；开展测血压、血糖等常规诊疗工作，为各类慢性病、常见病患者进提供处方配药；为特困人群免费提供H型高血压药物；为符合条件的慢病患者提供"家庭病床"服务；定期开展健康讲座、医疗咨询、健康指导等活动；对于行动不便的患者，志愿者们会带着血压计、血糖仪等设备上门为其服务。

由于大堰镇地广人稀、老年人行动不方便、村医疗站点配置少，为确保偏远山区群众能够享受"小病不出村"的医疗服务，经医疗服务队反馈和多方协作，2018年6月25日，"大雁"流动医疗医保现场结算正式开通，这也是宁波市医保审核批准的首家现场移动刷卡结算点，大大方便了百姓看病和配药。

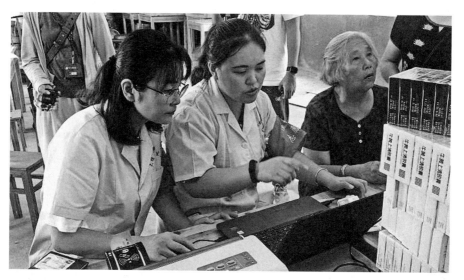

图20　宁波市奉化区大堰镇流动医疗志愿服务队为群众提供医疗服务

（二）多点开花，家庭医生服务凸显山区特色

2015年，家庭医生签约工作在大堰镇正式启动，由于百姓对家庭医生了解不足等因素的影响，初期签约比例不高。2017年，以区医农保并轨为契机，依托流动医疗志愿服务队优质资源，大堰镇卫生院大力推行家庭医生签约服务，重点人群家庭医生签约率达到80%。为了让更多

百姓实实在在地享受到家庭医生服务,医院领导班子从以下几方面着力改变服务模式。

（1）政府主导,优化组织架构。政府牵头成立家庭医生签约领导小组,召开公共卫生联络员会议,在卫生院对签约进行宣传的基础上,委托联络员进一步加强宣传引导。

（2）主动作为,改变签约模式。结合当地老年人文化层次低、区域交通不便利等因素,卫生院各团队积极响应"最多跑一次"精神,团队成员利用休息时间,挨家挨户上门宣传家庭医生签约工作。签约服务以上门签约为主、诊间签约为辅。

（3）结合实际,提供特色服务。根据群众需求,大堰镇卫生院结合实际,在标准服务包的基础上推出"特色服务包"（额外赠送一张免费检查券,患者可以凭券在一年内免费享受一次生化、心电图或B超检查;为特困高血压人群免费提供同型半胱氨酸检测,为符合H型高血压患者提供免费药物）。在惠及广大患者的同时,切实提高了大堰镇家庭医生签约率和群众的满意率。

（4）资源下沉,邀请专家下乡。2018年初,大堰镇卫生院与奉化区中医医院签订对口帮扶协议。区中医医院每周派遣一位中医专家来卫生院坐诊。2019年,奉化区区域医共体建设正式开展,大堰镇卫生院作为奉化区人民医院医共体成员,有效利用优质医疗资源,商定合作事宜,人民医院心内科副高职称以上专家每月定期到镇卫生院坐诊,并不定期地参与流动医疗志愿服务,为山区广大患者提供便利的就诊服务。

（5）开拓创新,探索医养结合新途径。2017年5月,大堰镇卫生院和镇敬老院签约成立"健康管家E站",旨在为敬老院的患者提供健康分级、精准管理、上门医疗、健康巡诊等服务;为符合条件的慢病患者提供家庭病床服务,纳入家庭病床住院医保结算管理。2019年9月,人民医院医共体大堰分院居家养老服务中心项目正式启动,以一支专业成员与志愿者相结合的团队,提供区域居家养老服务。

（6）大力宣传，呼吁社会各界关注并参与。大堰镇以老年人为主的人口结构，一定程度造成了消息闭塞。社会各界对山区的认知十分有限，为将山区百姓现有的困难真实地反映出来，需要加大宣传力度，增加社会关注度，呼吁社会各界的参与和帮助。在流动医疗志愿服务队队员们的努力下，该院流动医疗志愿服务队与多家社会公益组织合作，从医疗（免费送医送药）、生活、情感等多方面为特殊人群提供关心和照顾，让他们真正感受到社会大家庭的温暖，间接提高了群众满意度。

三、创新与成效

（一）流动医疗志愿服务提升居民满意度

自从流动医疗志愿服务开展以来，大堰镇百姓的就医满意度稳步提升。大堰镇卫生院被评为2017年度全国满意乡镇卫生院。随着以政府为主导的家庭医生签约模式等特色工作的进一步开展，卫生院和镇政府的联系更加紧密，家庭医生签约服务的良好口碑，树立起了政府为民服务的正面形象。大堰镇百姓和卫生院的医务人员关系日渐融洽，辖区内原先不管大病小病都跑上级医院的现象逐渐转变为"小病不出村，慢病不出镇"的良性分级诊疗模式。随着患者的回流，卫生院的经济效益也有了明显提升。

（二）流动医疗志愿服务受到舆论好评

流动医疗志愿服务队的活动事迹也受到了社会各界的关注，已然成为奉化区幽静山村里的"小明星"。

表7　关于宁波市奉化区大堰镇流动医疗志愿服务队的媒体报道

序号	发文标题	发表平台	发文日期
1	《"大堰"在此起飞，巡回大堰山区，提供医疗服务》	健康奉化	2017-04-20
2	《"大雁"医疗服务志愿队成立心连大堰山区居民的心》	掌上奉化	2017-04-20

（续表）

序号	发 文 标 题	发表平台	发文日期
3	《打通医患"最后一公里"》	《奉化日报》	2017-04-24
4	《"大雁"流动医疗队事迹》	浙江6套《1818黄金眼》	2017-10-25
5	《大山里面"大雁"飞》	《奉化日报》	2017-11-23
6	《冰雪封山,医务人员顶峰冒雪背着医药箱来了》	健康奉化	2018-01-31
7	《寒风凛凛大雪飘,流动医疗不止步》	健康宁波	2018-01-31
8	《大雪封山,宁波医生徒步为村民送药》	甬派	2018-01-31
9	《寒风凛凛大雪飘,流动医疗不止步》	《奉化日报》	2018-02-01
10	《大雪封山,宁波医生徒步为村民送药》	《宁波日报》	2018-02-01
11	《我省各地党员干部持续奋战在抗击风雪一线》	浙江新闻—浙江在线	2018-02-01
12	《冰雪中,那些美丽的身影》	《浙江日报》	2018-02-01
13	《冰雪中,那些美丽的身影》	人民网—浙江频道	2018-02-01
14	《我省各地党员干部持续奋战在抗击风雪一线》	浙江文明网	2018-02-01
15	《冰雪封山,医务人员顶峰冒雪背着医药箱来了》	锦凤网	2018-02-01
16	《大雪封山,奉化大堰卫生院医生徒步为村民送药》	上虞新闻网	2018-02-01
17	《大堰开通医保移动刷卡》	《宁波日报》	2018-06-27
18	《大堰开通医保移动刷卡》	《南宁日报》	2018-06-27
19	《大堰开通医保移动刷卡》	中国宁波网	2018-06-27
20	《大堰山区医疗服务实现一次也不跑》	健康法奉化	2018-07-02
21	《宁波奉化这支医疗志愿队,成了幽静小山村里的"明星"》	宁波文明网	2018-08-21
22	《宁波奉化这支医疗志愿队,成了幽静小山村里的"明星"》	浙江文明网	2018-08-21
23	《宁波奉化这支医疗志愿队,成了幽静小山村里的"明星"》	中国文明网	2018-08-21
24	《健康宁波在行动·奉化篇》	健康宁波	2018-12-19
25	《大堰深处"大雁"飞》	《奉化日报》	2019-01-04

（续表）

序号	发　文　标　题	发表平台	发文日期
26	《浙江奉化山区送医上门实现"零跑路"精准健康扶贫》	浙江新闻	2019-01-15
27	《大山里的流动医疗队》	宁波电视台1套《第一聚焦》栏目	2019-11-18

表8　宁波市奉化区大堰镇流动医疗志愿服务队获奖情况

序号	奖　项　内　容	表　彰　单　位	表彰日期
1	最美大堰人	奉化区大堰镇人民政府	2018-01-26
2	奉化区"兰馨公益之星"的团体表彰	奉化区妇女联合会	2018-02-24
3	首届"最美奉医"团队奖	奉化区卫生和计生委员会	2018-12-21
4	首届健康长三角医疗卫生治理最佳实践案例评选"提名奖"	上海交通大学	2019-05-11

四、启示与展望

宁波市奉化区大堰镇是高血压病高发区，山区村民经济困难，高血压患者中部分是特殊困难患者，一旦因高血压导致脑卒中，会因病致贫。针对大堰镇地域面积广、山路崎岖难行、村医疗站点配置少等特点，大堰镇卫生院组建了一支"大雁"流动医疗志愿服务队，每月上门一次，为最偏远的6个村庄提供医疗志愿服务。"大雁"流动医疗服务队为解决山区环境下利用有限的资源缓解百姓日益增长的医疗服务需求提供了有效方案。在医疗保障扶贫三年行动实施方案中，明确要求充分发挥基本医保、大病保险、医疗救助各项制度的作用，切实提高农村贫困人口医疗保障受益水平。山区流动医疗工作探索为长三角地区卫生健康治理体系建设提供了可复制、可推广的范例，让山区普通医疗服务真正实现群众"一次也不跑"。

当然，流动医疗志愿服务队日常工作中也遇到了不少困难。比如，运行成本高。下乡过程中产生的交通成本、人力成本、时间成本较大，处方调剂的过程中医保卡的使用和设备保管的安全问题等。其中，人力成本问题还可通过院方宏观调控来保障服务的顺利进行，但现行部分医保制度对于现场结报销不够支持，为志愿服务实际操作带来了不小的麻烦。在奉化区卫健委、宁波市医保中心等多方的帮助下，大堰镇卫生院于2018年6月27日正式实现了医保现场结报，真正做到了为百姓提供家门口就诊服务。希望通过流动医疗志愿服务案例，启发各方智慧，形成更多可推广、可复制方案，让山区百姓"看病难"问题真正得到解决。

（报送单位：浙江省宁波市奉化区大堰镇社区卫生服务中心）

专家评析

宁波市奉化区大堰镇卫生院突破当地地理、人口、医疗等资源条件限制，为满足大堰镇山村人口的医疗需求，以公共卫生服务团队为基础，创新性地开展"走出去"流动医疗服务，并逐渐建立自己的口碑和品牌，既提升了居民的满意度，又受到舆论好评，开创了医疗卫生健康服务领域的新气象，值得在有类似情况的地区推广。大堰镇的这一做法有如下值得借鉴之处：

一是解放思想，大胆创新。突破自身医疗资源和地理条件限制，改变了传统的医生坐等患者上门求诊的思维定式，积极主动地整合现有医疗资源，组建医疗服务志愿队开展医疗服务。

二是坚持专业化和系统化。大堰镇卫生院组建的队伍专业性和系统性较强，除了开展日常居民基本医疗、社区慢病管理、家庭医生签约、家庭病床服务，提供特色服务，探索医养结合路径外，还与奉化区中医医院签订对口帮扶协议，定期邀请专家下乡指导，并持续开展健康教育和慢病防治宣传，促进区域医共体建设。

三是实施配套措施助力。与宁波市医保单位合作，实现家庭病床住院医保和医保现场结算，大大提高百姓就医看病的便利性。

四是大力宣传，呼吁社会各界关注参与。突破当地消息闭塞的局限性，加大人群健康宣传力度，增强社会关注，呼吁社会各界的参与和帮助，间接提高了群众满意度。

董恩宏

上海交通大学健康长三角研究院　双聘研究员

上海健康医学院健康管理系　副教授

医患友好文化视角：探索余杭区
医共体建设新路径

一、背景与动因

杭州市余杭区地处浙江省北部，位于杭嘉湖平原和京杭大运河的南端，是"中华文明曙光"——良渚文化的发祥地。杭州市余杭区第五人民医院（以下简称余杭五院）坐落于余杭区委、区政府所在地临平，由1家总院、3家社区卫生服务中心（城东分院、城南分院、开发区分院）以及23个社区卫生服务站组成，集基本医疗、社区卫生服务和公共卫生服务为一体，医院（总院）占地面积26亩，医疗用房3.3万平方米，医院总资产达2.26亿元，核定床位120张，实际开放床位353张。

以县级医院为龙头、乡镇卫生院为枢纽、村卫生室为网底的农村医疗卫生保健三级网，是我国十分重要的农村卫生服务体系。为进一步整合区域内医疗资源，实现抱团发展，2001年，余杭区政府将原临平中心卫生院升格为余杭区第五人民医院。至此，余杭五院以"总院"的身份，直管当时的4家卫生院、18个村卫生室。余杭五院由镇卫生院升格为区医院时，其首任领导班子提出了要将余杭五院打造成为"老百姓身边的医院"，继任领导班子又增加了"有温度的医院"六个字，为的就是让区域内的城乡居民都能够享受到同质、均等、一体化、有温度的服务，受到当地百姓的认可。2015年1月，余杭五院成为全国基层医院医患友好度建设试点、全国第一家医患友好度示范基地。在持续推进建设医患友好关系的过程中，为余杭五院的区域医共体建设注入了新活力；线上、线下与院前、院中、院后全链条服务，使总院的临床服务和分院的社区卫生服务更加有机地融合在一起，进一步改善了居民的就医体验。

二、举措与机制

余杭五院在医共体建设中致力营造"家的环境"，实现"生态"合作。医共体并非几家不同层级医疗机构"搭伙过日子"，而是一场重构基层医疗服务新生态的重大变革。其中关键的一点就是让区域内缺乏系统性关联的医疗机构和医务人员变竞争为协同，抱团成一家人。为此，余杭五院医共体建立了"五统一"工作机制。

（一）统一机构设置

围绕一个总院、三个分院的基本模式，建立人、财、物等方面统一的紧密型医共体，法人由总院法人担当，设立10个工作组对基本医疗、公共卫生、行政后勤、财务核算等实行垂直管理，保证了下属三中心"六位一体"的基本功能定位不变；专门设立一体化管理办公室，由党委书记直接分管，进一步明确了职责分工，统筹推进医共体管理工作；逐步建立并完善例会制度、监督指导等各项工作机制，加强管理队伍建设，促进整体水平的提升。

（二）统一人员招聘使用

以"人通"为基础，根据三个分院实际发展和人事需求，建立统一招聘、统一培训、统一调配、统一管理的人事制度，用活人事机制。总院定期派业务骨干到分院开展培训、讲座、带教；省市医院承担人员规培，分院选派优秀人员到总院、省市医院进修学习、轮岗培训；利用科教远程系统、医链App，在分院开辟学习分会场，更新管理理念，提高医疗服务水平。

（三）统一医疗卫生资源调配

根据三个分院分布和功能定位，本着提升资源利用效率、降低运行成本的原则，在保障三个院区需求的前提下，总分院制定了双向转诊方案和流程，优化配置医疗资源；实现规章制度、技术规范、质量管理、信息系统、采购配送、后勤服务的统一，并且在影像、心电、医学检验、消毒供应等多个医疗辅检系统与三个院区共享。同时，三个院区均建立慢性病专科专家门诊，由总院高年资医生或专家定期坐诊；定期选派分院优秀医务人员到总院坐诊，进一步提升基层医务人员的工作能力。

（四）统筹财政财务管理

总院设立财务中心，统一负责下属三个分院的财政预算、财务管理、审计监督。总院年初对三个院区收支预算进行管理，制定各类目标考核机制，然后根据人均医疗、公共卫生服务人次、人均医疗增加值、年度卫计局考核等综合情况确定中心年度可发放总额。近期，总院对三个院区实行绩效改革，从质量满意度维度考虑，总原则统一，制订绩效考核方案。由于分院未配置专业财务管理人员，总院计划通过一年的集中培训、交流等形式，为分院组建、培养分析运营和绩效管理团队。

（五）统筹信息共享

总院、3个院区、23个社区卫生服务站统一进行信息化建设，使用同一套HIS、PACS、LIS、EMR系统，彻底打通信息联通障碍，完全实现

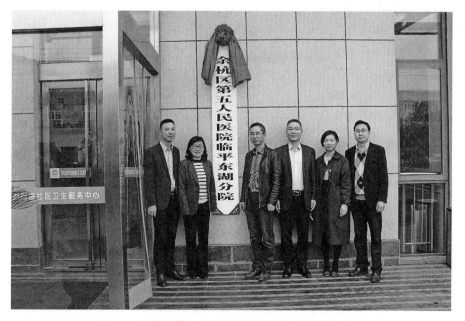

图21　余杭区第五人民医院临平东湖分院挂牌成立

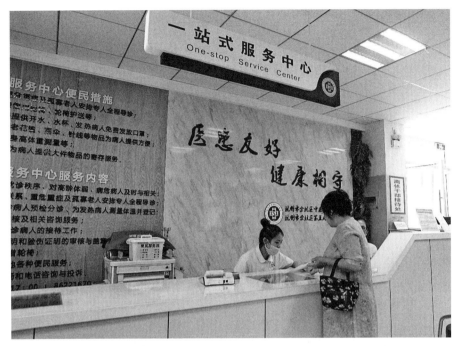

图22　余杭区第五人民医院临平东湖分院一站式服务中心

互联互通，就诊信息、检查检验信息完全共享，院区间转诊便捷顺畅。同时，引进和开发"医田园"App、医链空中课堂等工具，实现院内医疗卫生信息与移动端互联互通，实现院前预防、院中诊疗，院间转诊、院后康复的全程连续闭环的医疗健康服务。此外，在医保支付、医疗服务价格、医保报销、慢性病用药目录等方面达到互通又不混淆，为医共体"护航"。

三、创新与成效

（一）质量安全能力全面提升

医院安全是医疗服务品质的基础，在医共体内形成了"科室质量与安全管理小组工作职责""18项核心制度"等多项工作制度，全面提升质量管理内涵。同时，总院通过一体化管理，在医共体内开展了以"患者安全为先"的质量与安全活动，进一步完善三级质量管理体系。

（二）精细化管理水平不断提升

（1）公立医院改革重点指标管控可视化。围绕公立医院的重点指标管控，成效明显。医院西成药收入占业务收入比重、医疗服务收入占业务收入比重、百元耗材三项重点管控指标位居全区综合医院第一。

（2）绩效分配改革系统化。在绩效推动业务发展上，通过上海交通大学相关专家的指导，2016年进行绩效分配改革，现已形成了以工作数量、工作质量、技术含量、医疗风险、行风满意度等为主要考核指标的绩效分配方案，职工积极性得到有效调动。同时，与上海十院费峰团队紧密合作，提升绩效管理的合理性与科学性。2018年7月，余杭五院在杭州市卫健委举办的卫生计生系统财务分析竞赛中获区县（市）卫计局组一等奖。

（3）人力资源管理专业化。余杭五院与邵逸夫医院郭杏雅团队合作，建立人力资源信息系统，并辅导员工使用、分析岗位作用以及编写岗位职责等，逐步规范人力资源系统的应用。

（4）行政效能制度化。建立重点工作推进机制，强化工作落实。在近五年区属医疗卫生单位目标任务考核中，余杭五院位居前列，其中四年位居全区第一。余杭五院连续三年来获余杭区卫计局管理创新奖，医院管理案例获中国医院管理案例优秀奖。

（三）基层服务能力有力提升

（1）业务不断增长。2017年度，3家分院诊疗总人次与上年度相比较，平均增幅为8.41%。2018年1—6月与上年同期相比，3家分院诊疗总人次平均增长25.65%，门诊诊疗人次平均增幅23.27%，急诊诊疗人次平均增幅为303.44%，总诊疗人次的持续增长表明就近诊疗逐步成为社区居民的首选，急诊诊疗人次的大幅度增长表明同质化服务使社区卫生服务机构的服务能力的提升。

（2）医疗资源全面共享。2018年1—8月，总院供应室统一配送消毒供应件47 003件，配送率为100%；临床检验接收标本97 498件，共计890.59万元，有效提高了总院医疗资源使用效率。

（3）强化基本公共卫生。总院一体化办公室统筹成立3个院区公共卫生工作小组，设立牵头人，各院区做好任务分解，做好14项基本公共卫生服务，重点以家庭医生签约服务、慢性病管理、居民健康体检服务为抓手开展公共卫生服务，形成无死角的基本公共卫生服务网络。

（4）强化分级诊疗。通过家庭医生签约服务以及医保政策引导，制订总分院双向转诊实施方案，完善分级诊疗的流程。总院推出签约对象住院信息提示系统，将签约服务对象的住院信息实时发送给相应的家庭医生。

（5）强化签约服务。全面落实签约服务工作，提高签约服务能力，提升总院参与度和签约就诊率。2018年，3个院区总计签约7.25万人，约占辖区常住人口的41%，其中服务慢性病及重点人群5.09万人，重点人群签约覆盖率达75%，总签约服务量位居全区前列。

（四）人才学科建设大力提升

（1）重点打造品牌学科。截至2018年末，医院的专科品牌建设取得重大突破，现有省级重点学科1个（中西医结合慢病康复学）、市级重点学科3个（中西医结合消化内科学、中西医结合内分泌代谢学、口腔医学）、区级重点学科1个（老年医学）；皮肤科为中国痤疮临床诊疗培育基地；口腔诊疗中心和康复诊疗中心被列入余杭区区域诊疗中心建设名单；2019年余杭区的十大重点学科中，医院申报的学科占了三席。医院科研立项44项（厅局级12项，市级8项），荣获省区级科技进步奖4项；获得国家发明专利1项，国家实用新型专利24项。如已获浙江省科技成果证书的"社区中医药服务路径探讨"研究在国内率先提出了中医药服务新路径的基本架构和实施的"6种方法"。

（2）加强人才队伍建设。举办继教项目40项（含国家级2项、省级8项）。加大高端人才、紧缺岗位人才的引进，通过柔性引进方式加强学科建设，目前柔性引进人员25人，其中B类人才有2人。

（五）医疗服务品质全力提升

余杭五院是全国基层医院中最早开展医患友好度建设试点与示范建设的医院。以"患者友好文化"为落脚点，以"员工友好文化"为着力点，实现医疗服务品质、员工满意度双提升。全院涌现出很多医患之间温馨感人的故事，如聋哑病人出院后的特殊感谢信、挂专家号只为说一句"谢谢"、医院保安在大雪天主动为停车场的车盖上纸板箱、内科医生动车坐过站将患者护送到家、全科医生高空救人、ICU护士手绘患者需求卡等，医患友好的文化在院内院外不断深化。一个个影响服务质量的"症结"被消除，一件件影响患者情绪的"关键小事"被梳理改善。医院多次被《健康报》《中国中医药报》、健康浙江及市区级媒体报道。2019年，余杭五院更是以全省医共体标杆为目标，将医患友好理念渗透到医共体各个角落，不仅使医共体内的机构和人员成为"家人"，而且使医共体和区域老百姓成为"家人"。

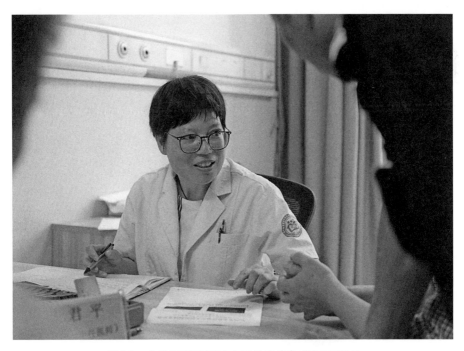

图23　余杭区五院医护人员为患者提供医疗服务

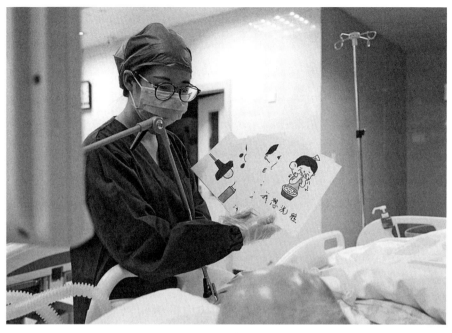

图24　余杭区五院医护人员为患者提供医疗服务

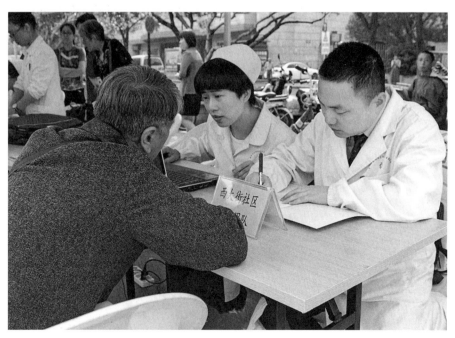

图25　余杭区五院医护人员为居民提供健康咨询

四、启示与展望

历经近20年的探索和积累,余杭五院医共体建设使得区域医疗卫生服务能力明显增强,最大化地利用有限的医疗资源,为群众少生病和就近看得上病、看得起病、看得好病提供了有力保障。余杭五院医共体通过医患友好度项目建设,把医患友好文化融入医共体建设的全过程,将医患友好理念渗透到医共体的角角落落,使医共体内的机构和人员成为"一家人",把员工友好作为实现患者友好的基础,用友好的思维方式和行为模式来对待服务对象,不断提升患者的获得感、员工的幸福感,最终实现医患之间的尊重与信任。

下一步,余杭五院将全面贯彻落实党的十九大精神和"健康中国"战略部署,按照区卫生工作要点,围绕"质量立院、品牌扬院、为民办院、人才兴院、文化优院、技术强院、管理名院"的工作思路,积极打造"患者眼中温馨、员工心中温暖,老百姓身边有温度的医院",抓好"四个建设",打好"四张牌":

(1)压紧压实党建建设,钉好"指路牌"。筑"政治引领工程",继续夯实主题教育成果;筑"堡垒先锋工程",将党建与业务有机融合,全面提升医院质量与管理能力;筑"拒腐防变工程",抓实清廉医院建设。

(2)做好做强医共体建设,打好"实力牌"。充分发挥近20年一体化管理的经验优势,全力推进总分院管理能力、技术水平的同步提升,打造"一分院一特色"的差异化发展道路。

(3)凝心聚力等级医院建设,做强"发展牌"。以质量与安全为根本,围绕等级医院创建各类指标,加强医院内涵建设,全面建立各项控制机制、培训机制和考核机制,提升医院综合实力。

(4)共建共享医院文化建设,做优"服务牌"。以深化医患友好文化,进一步树立"老百姓身边有温度的医院"品牌,增强员工的荣誉感和患者的获得感。

（报送单位：浙江省杭州市余杭区第五人民医院）

专家评析

　　让群众就近获得质量有保障、费用可负担、过程很顺畅的医疗服务一直是医改的根本目标。但在改革过程中因为各个医疗机构，尤其是不同层级医疗机构之间存在着实质的竞争关系，导致难以实现有效的分工协作。杭州市余杭区第五人民医院通过医共体建设，切实推行了一次重构基层医疗服务新生态的重大变革，最终让区域内的城乡居民都能够享受到同质、均等、一体化、有温度的医疗服务，进而营造出"家的环境"，实现"生态"合作。这一改革取得积极成效的关键就是让区域内缺乏系统性关联的医疗机构和医务人员，变竞争为协同。可以说，余杭五院医共体建立的"五统一"工作机制（统一机构设置、统一人员招聘使用、统一医疗卫生资源调配、统筹财政财务管理和统筹信息共享），构建出一种医患关系和谐发展的就医生态，使总院的临床服务和分院的社区卫生服务更加有机地融合在一起，进一步提升了居民的就医体验。同时，余杭五院医共体依托医患友好度项目建设，把医患友好文化融入医共体建设的全过程，将医患友好理念渗透到医共体的角角落落，最终实现医患之间的尊重与信任。这些体制机制和文化建设，既为其他地方改善医患关系提供典范，也给我们未来构建和谐医患关系提供诸多启发。

　　当然，余杭五院医共体在平台机制和人才引进方面还存在一些不足，受到区域平台较小的限制，各项控制机制、培训机制和考核机制等尚不完善，同时缺乏一定的高端人才和专业团队。这些工作都需要在未来的发展改革中不断加以完善。在医患友好度方面，进一步强文化、顺机制，最终形成这样一种场景：对内，医共体的所有组成机构和人员真正成为"自家人"；对外，医患之间成为互尊互信的"一家人"。

张录法

上海交通大学国际与公共事务学院　副院长　教授、博士生导师

上海交通大学健康长三角研究院　执行院长

上海交通大学中国城市治理研究院　副院长

"最多跑一次"：探索医改创新之路

一、背景与动因

"最多跑一次"改革是"四张清单一张网"改革的再推进、供给侧结构性改革的制度供给、政府"放管服"改革的重要内容；是以人民为中心发展思想的浙江探索与实践。2016年底，"最多跑一次"改革在浙江首次被提出。2018年4月28日，浙江省人民政府办公厅45号文件《浙江省医疗卫生服务领域深化"最多跑一次"改革行动方案的通知》，提出了医疗领域改进的十大项目，包括检查少排队、住院更省心、服务更贴心等。

为贯彻落实"最多跑一次"改革工作部署，结合各级卫生计生部门的有关要求，杭州市余杭区第一人民医院（以下简称余杭一院）把改革的理念、方法和作风在院内延伸，以让群众看病就医"少跑路""不跑路""就近跑"为目标，以改善医院看病难和提升医疗服务能力为重点，从群众就医的"关键小事"做起，不断优化流程，创新服务方式，删繁就简、多方协作，从院前、院中、院后全方位改善医疗卫生服务，增强了广大群众的健康获得感、幸福感和安全感。

二、举措与机制

（一）"最多跑一次"工作实录

2017年1月16日，浙江省政府工作报告中正式提出"加快推进'最多跑一次'改革"。

2017年1月23日，余杭一院省人大代表在院务会传达政府工作报告"最多跑一次"精神，会议研究决定多项有关举措。

2017年3月，经过近一年的试运行，日间病房医疗流程再造升级，学科手术病种增至32个，累计出院患者8 000余名。

2017年3月27日，通过整合院内外多学科资源，为急性胸痛患者提供快速诊疗通道——余杭一院被中国心血管健康联盟、中国胸痛中心总部授予"中国胸痛中心建设单位"。

2017年4月，在2015年支付宝结算等原有信息化预约、支付、诊疗的基础上，医院采取多举措全面提升信息化程度，再次拓展"互联网+智慧医疗"的应用范围。

2017年6月5日，预约服务中心和住院准备中心试运行，实现了"只跑一个地点预约、一个时间段检查完"，集中办理住院预约、床位调配、挂号预约、超声预约、放射预约、内镜预约。

2017年7月1日，血液净化中心统一实施床旁结算，窗口前移，患者躺在病床上就可以完成出院结算手续。

2017年7月7日，浙江在线浙视频直播余杭一院住院、预约中心"最多跑一次"工作，人民直播、北京时间等10多个国家级平台同步转播。

2017年8月29日，院内专设便民服务车，设有座椅和可移动平车，免费接送行动不便的患者往返康复诊疗中心、高压氧舱等各医疗楼。

2017年10月，在原院内党员志愿者、退休职工志愿者、区抗癌协会及其他协会志愿者的基础上，签约滴水公益组织，更多志愿者加入照顾患者的队伍中。

2017年12月，成立全区首个数字后勤管理中心，规范化、标准化、精细化整合各项工作，让医务人员尽量"不跑""少跑"，把更多的时间投入临床为患者服务。

2018年2月1日，门诊药房旁开设"药师咨询门诊"，由高级职称药师提供用药指导，患者取药的同时第一时间消除用药困惑。

2018年2月9日，医院成立胎心监护中心，为准妈妈们提供挂号、付费、检查、咨询等一站式服务，减少准妈妈们的往返和等待时间。

2018年4月，余杭一院微信公众服务号正式上线，实现手机端预约挂号、报告查询、就诊记录、流程导航、检查报告推送、个性化健康信息推送等功能。

2018年4月2日，余杭一院医联体全面实现信息一体化。前往乔司、运河、星桥三个院区就诊的患者在院区与总院间的双向转诊、预约检查等更为便捷；社区医生可直接为患者预约总院床位、特殊检查项目等。

2018年4月上旬，余杭一院出院服务中心试运行。中心集合出院服务、出院用药、病历复印、电话随访、复诊预约、满意度调查等服务功能，实现"进一个门"安心出院。

2018年5月，在原有MDT（multi-disciplinary treatment，多学科会诊）工作的基础上，以患者需求为导向，门诊陆续开设14个多学科MDT诊疗中心，众专家联合看诊为患者提供最佳诊疗方案。

2018年5月7日，浙江省卫生计生委副主任、医政处处长和副处长一行专题调研指导余杭一院"互联网＋医疗""最多跑一次"工作。

2018年5月3日，余杭一院实现生化、免疫等检验项目再提速，当天下午3点前抽血的实现当日可取报告，极大地减少了患者的等候时间。

2018年5月中旬，为深化"最多跑一次"成果，住院、预约服务中心增设窗口，方便病人从门诊到出院"医路畅通"的医保追踪服务。

2018年5月17日，余杭一院率先推出"共享轮椅"服务。在医院门诊大厅、住院大厅、急诊投放共享智能轮椅。2018年9月20日，启动中国创伤救治联盟区域创伤中心建设项目，通过整合院内外多学科资源，为创伤患者提供最及时、最专业的医疗救治。

2018年9月22日，睡眠医学中心正式揭牌，并签约成为清华大学附属北京长庚医院睡眠疾病诊疗医联体成员单位，中心整合十几个睡眠医学相关学科组成MDT团队，为睡眠障碍患者提供专业诊疗服务。

2018年10月15日，经一个多月上线试运行，余杭一院成为全国首家实现"全流程、全人群刷脸就医"的医院。

（二）建设预约服务中心

为让患者在就医过程中尽量"少跑一次"，余杭一院在预约和住院流程上进行大胆尝试，集合院内多个职能部门，设立一站式服务中心，打破各部门藩篱，在流程上深挖潜力，改善患者的就医体验。医院预约服务中心集挂号、超声、放射、内镜等预约功能于一体，实现了"只跑一个地点预约、一个时间段检查完"，极大地方便了患者。

（三）重构住院服务中心

住院服务中心实现了床位调配、住院缴费、院前准备等流程一站式完成，避免了此前入院患者需要在门诊、病房、住院结算中心间往返办理住院手续的情况；实现了全院床位统一调配，合理利用全院床位资源。当出现择期手术或因床位紧张不能马上收治病情稳定的患者，预约住院后，患者可回家等待入院通知。在院前等待期间完成一般检查或术前检查，有床位时，可直接进行进一步治疗，减少患者住院天数，降

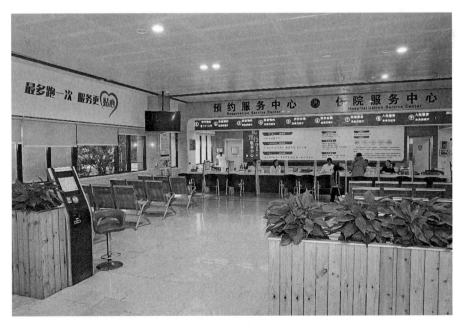

图26　杭州市余杭区第一人民医院"最多跑一次"服务大厅

低患者住院费用，同时提高了医院的床位周转率。

（四）打造全流程、全刷脸就医

作为余杭区试点单位和阿里健康共同研发的全流程刷脸就医系统，通过人脸识别、采集，将个人支付宝账户与余杭区第一人民医院内部信息系统进行关联，仅用30秒即完成了全套建档、分诊、挂号事宜，并可使用医保支付。该系统的主要特点有两个：一是全过程都能通过"刷脸"实现身份查验并完成支付；二是医保病人和自费病人皆可享受，其中医保病人的刷脸就医已面向杭州全市市级医保参保人群，而自费病人需要实名制开通支付宝，并在公安系统里有近期可识别的照片信息，实现"患者就诊，不再需要手忙脚乱找身份证、银行卡，甚至手机，抱着孩子的家长也可以单手完成操作"。

余杭一院预约服务中心、住院服务中心的设计历时半年，得到了院领导的高度重视，由分管副院长担任组长，医务部、门诊部、护理部、总务科、信息科、财务科等多个职能部门抽调人员成立创建小组，从选址、

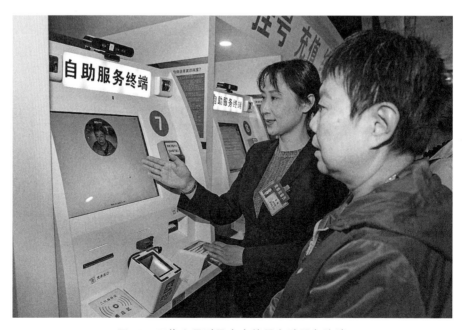

图27 工作人员引导患者使用自助服务终端

布局、功能定位到流程设计召开了多次协调会议。通过"请进来、走出去"的方法，邀请上级医院专家现场指导，并组队到浙二医院和多家省级医院学习，结合余杭一院的实际情况对流程进行改造，最大限度地简化工作环节，提高工作效率，缩短患者的等待时间。

本着合理利用人力资源的原则，中心在未增加人员的基础上合理调配现有人员。基于新团队、新流程、新制度，以集中培训为抓手将各种检查、预约流程和注意事项根植于心，提高医务人员工作能力，并于每周三开展早读会议，将日常发现的问题进行梳理讨论，并提出整改意见，不断优化工作流程。

中心建立管理组织架构，实行门诊部主任—组长—组员层层负责制。医院制定服务中心工作制度，确保工作人员有章可循。在运行过程中并运用PDCA①等管理手段查找存在的问题及原因，召集相关科室讨论整改措施，优化每项检查的预约流程图，将超声、内镜、放射的预约流程制作成口袋本，方便工作人员查阅。

中心内强素质、外树形象，注重医务人员职业形象的塑造。首先开展了服务礼仪培训，统一人员的服装、发饰、护士鞋，统一服务用语和电话礼仪，从细节上着手改变；开展了患者咨询的服务用语竞赛，不断提高服务水平；树立关爱患者的理念，对行动不便的患者提供平车、轮椅，备有便民服务箱，老花镜、水杯、纸、笔、急救箱一应俱全，耐心倾听患者需求，做到首问负责制，倡导做一个有温度的"一院人"的文化氛围。

三、创新与成效

（一）流程不断优化，节省患者时间

检查预约原先分散在各个部门，患者需要排六七次队进行预约，且

---

① PDCA循环是美国质量管理专家休哈特博士首先提出的，由戴明采纳、宣传，获得普及，所以又称戴明环。全面质量管理的思想基础和方法依据就是PDCA循环。PDCA循环的含义是将质量管理分为四个阶段，即计划（plan）、执行（do）、检查（check）、处理（act）。

容易出现多种检查时间相撞现象，而现在患者只需在预约中心排一次队就能完成所有检查项目的预约，并能根据预约时间统筹安排检查，尽量在一天内完成，让患者"少跑腿"。预约排队时间从原来的15～30分钟缩短到现在只需5分钟，大大节省了患者的时间。

（二）深入挖掘需求，提高就医感受力

住院服务中心开展了预住院功能，在医保和医务部的支持下，使需住院择期手术和暂时无床的患者在门诊完成相关检查，住院时将门诊的检查费转入病房，从而减少病人的医疗费用，缩短术前等待时间，节省了床位费、护理费、伙食费，实现患者、医保、医院多方共赢。除此之外，医院实现"全流程""全人群"刷脸脱卡就医，使就医过程更为方便、快捷。

（三）专设服务中心，形成管理闭环

原来各个服务台工作人员处于管理盲区，科主任、门诊部均无暇顾及，其科室归属不明确，员工归属感不强，出现问题时也不会及时整改。现在成立一站式服务中心，由门诊部专人负责管理，建立科内管理架构，开展业务学习和PDCA项目，大大增强了人员凝聚力，形成管理闭环。

中心启用后深受老百姓欢迎，通过一年多的调试和优化，目前住院、预约服务中心每月预约17 000多个检查项目，每月协调床位病人3 000多人次，每月院前检查300多人次。中心在2017年9月全院员工大会上接受医院"最美一院团体"颁奖；获得了2017年度余杭区卫计系统"美丽卫计"创新奖一等奖，PDCA改进项目"降低预约中心门诊检查预约错误率"获得了一等奖，在余杭区卫计系统管理人才启航班中以"流程管理"为课题项目进行汇报，获得了第一名。多家省、市、区级医院代表前来参观学习；并在人民网、《杭州日报》、健康杭州、《余杭晨报》等媒体刊登报道。2017年7月7日上午，浙江在线记者对余杭一院进行了一小时的视频直播，直播采用暗访加明察的方式，展现了住院、预约服务中心和日间病房的服务情况，同时被人民直播、浙江新闻、

浙江在线、浙视频、凤凰新闻、风直播、北京时间、今日头条、新浪新闻、腾讯新闻、爱奇艺、天津卫视等媒体直播,并荣登当日浙江在线首页,掀起了继纸媒报道后的又一次舆论高潮。目前,该中心积极争创巾帼文明示范岗,不断强化优势,扩大影响力,力争真正成为卫计系统的铁军标杆。刷脸就医等工作同样受到《人民日报》、中新社、《浙江日报》、浙江在线等20余家省级以上媒体的关注和报道。

四、启示与展望

随着医改的逐步深化,根据新形势下医疗服务需求的变化,进一步改善服务、改进流程,对于促进医药卫生体制改革、让人民群众切实感受到医改成效、提高社会满意度、改善医患关系等具有重要意义。

医疗服务事关人民群众切身利益,事关国计民生,事关医药卫生体制改革成效。未来,余杭一院将着力巩固既有的改革基础和优势,积极培育新亮点、新特色,着力破解难题、补齐短板,扎实推进分级诊疗制度建设,落实公立医院运营自主权和优化公立医院经济运行结构。

余杭一院将围绕"最多跑一次"改革理念,启动实施新一轮改善医疗服务3年计划,进一步改善服务环境、优化服务流程、提升服务水平,用实实在在的行动换取老百姓真真切切的体验。在通向"改善医疗服务"的道路上,牢固树立以人民为中心的发展理念,结合医院实际,条块结合、全面梳理,立足问题导向,找准改革突破口;着力推动优质资源下沉、完善签约制度、做强基层服务,充分发挥"互联网+"优势,力争进一步释放信息技术红利,缩短患者就医等待时间,尽量减少群众跑医院的次数,改善群众的就医体验;大力推进预约诊疗、诊间结算、移动支付、远程会诊等智慧服务。真正把"最多跑一次"改革工作落到实处,让"最多跑一次"跑得更远,提高人民群众的获得感、幸福感和品质感。

（报送单位：浙江省杭州市余杭区第一人民医院）

专家评析

"看病难"仍是当前人民群众关注的热点问题。"看病难"的一个重要表现就是看病流程复杂、等候时间长。优化就医流程并创新服务方式，有利于提升医疗资源利用效率，破解"看病难"问题，增强人民群众的获得感、幸福感和安全感。

杭州市余杭区第一人民医院在医疗领域探索了"最多跑一次"改革。第一，建设预约服务中心，在预约和住院流程上进行大胆尝试，集挂号、超声、放射、内镜等预约功能于一体，实现了"只跑一个地点预约、一个时间段检查完"，最大限度上方便了患者。第二，重构住院服务中心，实现了床位调配、住院缴费、院前准备一站式完成，实现全院床位统一调配，合理利用全院床位资源。第三，实现"全流程、全人群刷脸就医"。

通过"最多跑一次"改革，余杭一院就医流程不断优化，大大节约了患者门诊排队等待时间，缩短了患者术前等待时间，节省了患者的床位费、护理费、伙食费，实现患者、医保、医院多方共赢，并填补了服务台工作人员管理盲区，形成管理闭环。未来，杭州市余杭区第一人民医院将充分发挥"互联网+"优势，力争进一步释放信息技术红利，真正把"最多跑一次"改革工作落到实处，让"最多跑一次"跑得更远。

龚秀全

上海交通大学健康长三角研究院　双聘研究员

华东理工大学社会与公共管理学院　教授、博士生导师

"山路上的一道彩虹"：构建山区医疗新模式

一、背景与动因

章水镇是浙江省宁波市海曙区面积最大的乡镇，位于奉化、余姚两市交界处，镇域面积达146平方公里，拥有20个行政村、1个居委会，总人口有3万余人。章水镇拥有众多自然村，散居大山深处，交通极不便利。对于当地老百姓而言，去一次医院非常困难，更别说建立准确、完善的健康档案。医护人员难以对病患进行健康生活方式指导和慢病长效管理。当地百姓深陷"小痛小痒熬一熬，熬不过了吃点药，吃药不好上医院"的怪圈。

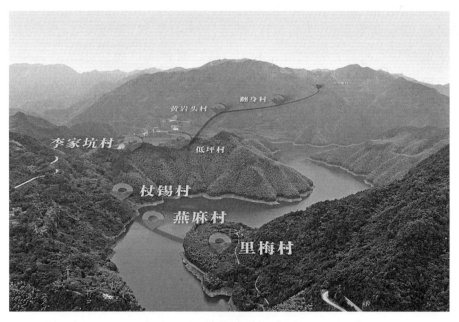

图28 宁波市海曙区章水镇航拍

在资金短缺、专业人才不足、交通不便的情况下，如何解决大山里的老百姓就医难？如何推广健康生活方式？这是长期困扰各个基层卫生服务机构的问题。章水镇卫生院广泛开展相关调研，协调当地财政部门和卫生行政主管部门，研究具体的对策和措施。从2010年11月开始，为了方便村民看病，解决前期村级卫生服务站的遗留问题，章水镇卫生院推出了新的便民之举——成立流动社区卫生服务站。流动社区卫生服务站，顾名思义就是拥有一个社区卫生服务站具备的各项基本医疗服务、慢病管理和健康生活的宣教功能，且可以随走随停，以满足章水镇特殊的地理环境及医疗现状制约下居民的求医问诊需求。因服务区域为高山，章水镇流动社区卫生服务站又名高山巡回医疗队。

二、举措与机制

（一）建立"一二三"保障机制

流动社区卫生服务站目前服务的村有10个，包括里梅村、低坪村、字岩下村、黄岩头村、天雷坑村、翻身村、年年墩村、茶岭岗村、梅峰村、半坑村。这些村户籍人口总数为3 447，常住人口为1 601人。其中，离镇卫生院最远的是里梅村，距离镇卫生院49公里，现有常住人口310人；最近的是年年墩村，离镇卫生院也有16公里，现有常住人口95人。这10个自然村共有慢性病病人767人。为确保工作正常运转，流动社区卫生服务站建立了"一二三"保障机制。

1."一套网络"

与软件公司、电信公司协调，通过3G、4G及热点分享等多种途径解决信号接入问题，建立卫生服务站流动终端，与章水镇卫生院中心机房形成了较为稳定的网络连接系统。

2."二支队伍"

（1）医务队伍。组建了一支由各科室20余人构成的高山巡回医疗服务志愿者团队。团队成员较稳定、有责任心,有利于精准开展巡回医疗服务。

（2）义工队伍。组建了一支由义工组成的编外服务工作队伍,主要由各服务村的妇女主任担任,发挥其与流动社区卫生服务站、本村村民之间的桥梁作用。

3."三大设备"

服务站配备了一套交通设备(救护车)、一套高山巡回医疗诊疗专用设备、一套健康生活方式宣教专用设备。

（二）确立"一七十"服务机制

1."每月一次"

不论严寒酷暑,还是刮风下雨,高山巡回医疗队坚持每月一次定期到各自然村开展巡回医疗服务,做到持续治疗不断药。

2."七大功能"

（1）日常诊疗服务。通过热点分享与中心实行实时联网,方便病人就诊、配药、慢病建档、家庭医生签约。

（2）分级诊疗服务。与中心实行实时联网,为需要进一步检查治疗的患者预约上级医院专家门诊或住院服务。

（3）中医药适宜技术应用。医师根据患者病症选择针刺穴位、中医按摩,舒缓患者病情。

（4）重点人群上门服务。对一些行动不便和精神障碍患者,医师上门进行检查、诊疗和随访,提高服务人群的覆盖率。

（5）健康宣教活动。通过讲座宣讲、资料展览、健康知识小册子分发和咨询服务,向村民介绍常见慢性病预防、自控的措施和技巧,倡导健康生活方式。

（6）特色延伸体验。在海曙区卫健局的关心下,在兄弟单位的支持下,流动社区卫生服务站引进专科特色专家,开展了专科特色体验式服务。如段塘中心卫生院的针灸推拿体验式服务。

（7）医养结合探索。与素有"天坑"之称的李家坑养老院开展医养结合探索，服务站医务人员携带超声、心电图、尿液分析、血液检查等各类仪器设备，定期赴李家坑养老院为老年人开展常规体检工作。

3."十个自然村"

每月完成与远离中心镇区10个自然村的巡回医疗牵手之约。

（三）创立"六大"工作方法

（1）问：通过询问较全面地了解病人生活方式。

（2）测：通过各种测量准确把握病人基本数据。

（3）诊：通过诊疗确定患者病情并用适宜药治疗。

（4）建：为每一个病人建立完善的健康档案。

（5）谏：根据病人情况提出合理化的健康生活方式建议。

（6）访：根据病人的情况按要求开展随访。

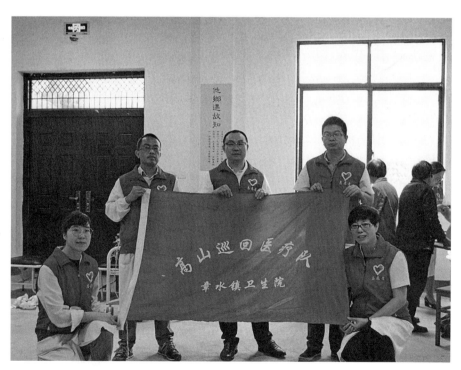

图29　宁波市海曙区章水镇高山巡回医疗队

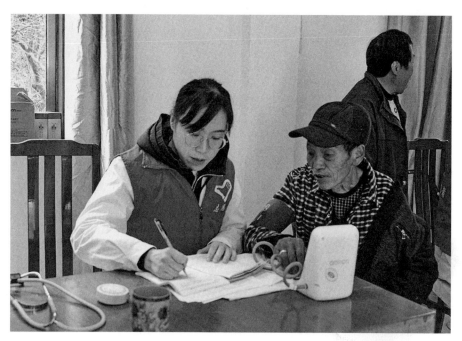

图30 宁波市海曙区章水镇高山巡回医疗队为患者提供医疗服务

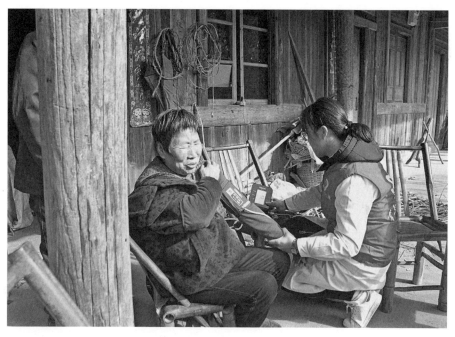

图31 宁波市海曙区章水镇高山巡回医疗队为居民测量血压

三、创新与成效

在各级政府的关心下，8年来，流动社区卫生服务站（高山巡回医疗队）从之前的6名医务人员发展到现在的22名医务人员；从最早的服务3个自然村发展到服务10个自然村；从只有本卫生院医务人员参加扩展到外院志愿者参加。8年来，高山巡回医疗队总行程超过4万公里。截至2017年底，高山巡回医疗队免费为居民测量血压及血糖1.1万余次，免费提供医学咨询9 000余次，发放健康宣传资料6 000份，提供医疗讲座225次，参加家庭医生签约服务的有863人，10个自然村户籍人口有3 447人，其中60岁以上1 105人，建档3 379份，管理高血压3级患者114人，2级患者268人，1级患者14人；强化管理糖尿病患者38人，常规管理73人；管理心脑血管疾病患者41人，管理肿瘤患者46人，管理高危患者173人。

流动社区卫生服务站不但破解了高山居民就医难的瓶颈，让高山里的患者享受"一次不用跑"的医疗卫生服务，还在送医送药送健康的同时送去了亲情，缓解了医患矛盾。服务站构建了山区基层卫生院"一中心（中心卫生院）、一补充（10个卫生服务点）、一延伸（流动卫生服务站）"的"三一"医疗服务模式，实现了各自然村全覆盖的医疗与健康宣教服务网络。"高山流动服务站"已成为服务山区群众的一面旗帜，为山区的医务工作探索出了新的工作模式。目前，这一模式在海曙区4个山区乡镇得到了广泛推广。

流动社区卫生服务站荣获"2017年海曙区最佳志愿服务团队、海曙区最佳志愿服务项目"、2018年"海曙你最美"的"最美团队"，《山路上的一道彩虹》荣获2018年第九届中国慢病管理大会"慢病管理基层之声"征文比赛二等奖。流动社区卫生服务站多次被《浙江日报》《宁波日报》《东南商报》《鄞州日报》《海曙新闻》、宁波电视台、鄞州电视台等媒体宣传报道。

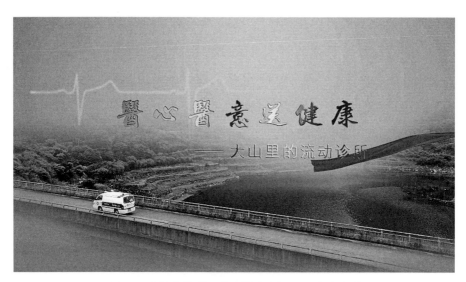

图32　宁波市海曙区章水镇高山巡回医疗队出诊

四、启示与展望

汽车在四明山脉疾飞,穿越山峦、河流,春夏秋冬,风雨雪霏,年复一年,日月轮回,车轮声犹如一支激越的交响深沉低回。高山巡回医疗队把健康带进每一个村落,每一个家庭,坚守与高山村民的每月之约;每一位健康使者,风里雨里,天明天黑,无怨无悔,坚守着健康使者的职责。

尽管"流动诊所"还未大面积推广,但这是服务民生的一种体现。社区服务中心开设"流动诊所",把急救药品、常见药品等送到山区居民家中,同时开展常规健康检查、现场挂号、看病、取药等工作,在"看病难、看病贵"的现实条件下,虽然这样的措施所能达到的效果可能不尽如人意,也不能从根本上解决问题,但是此举背后的民生示范意义相当深远。

目前,"看病难,看病贵"问题备受舆论诟病,尤其是在某些大型医院,且不说患者是否看得起病,就是挂号、排队等一系列的流程,都足以让患者痛苦不堪。即便只是一个小小的病情,在大型医院无疑都得折腾半天。社区服务中心基于解决"最后一公里"的问题，本着"服务性"开设"流动诊所"，让社区居民不用到医院，就能享受到"在家看病"的实惠，这正是民生思维的体现，也是长期以来解决实际问题的宗旨所在：群众满意就是对工作的最大检验。

山区居民也是社会的细胞，让居民的民生权利得到有效保障，无论是对居民而言，还是对管理者而言，都是他们翘首企盼的。社区服务中心从"流动诊所"入手，从社区居民最关心的"看病"问题出发，急社区居民之所急，彰显了医者仁心。毕竟，我们要想社会发展更加和谐，想要群众生活更加幸福，无疑就应该从这些小小的"细胞"入手，从群众的衣食住行等问题入手。

然而，流动社区卫生服务站也面临着卫生院缺编严重、招聘困难、乡村医生老龄化趋势明显等困境。章水镇卫生院今后将在以下几个方面进一步加强工作：一是加大资金投入，不断更新诊疗设备，逐步具备更全面的基本检验检查功能，提升服务档次。二是加强人才培养，不断提升医护人员的服务水平，让山区的老百姓能享受专家级的医疗卫生服务。三是开展特色体验，不断拓展医疗服务项目，让大部分的常见疾病能够在流动服务站得以检查与治疗，同时开展康复服务和指导。

相信在这种民生思维的启发下，将会有更多人、更多社会组织参与进来，使得"流动诊所"覆盖范围更加广泛，涵盖的项目将更加完备，必将推进其在制度设计上进一步优化，进而推广到全社会，让人民群众更多的民生权利得到充分保障。

（报送单位：浙江省宁波市海曙区段塘街道社区卫生服务中心）

专家评析

章水镇通过建立"流动医疗服务站"的形式为当地居民提供基本医疗和公共卫生服务，解决当地存在的"看病难和看病贵"问题，受到百姓的认可和媒体的称赞，成为"山路上的一道彩虹"。

首先，"一二三"保障机制，解决了开展人群基本医疗服务的硬件瓶颈问题。通过建立卫生服务站流动终端和网络连接系统，构建医务队伍和义工队伍，配备交通设备、医疗诊疗专用设备和健康生活方式宣教专用设备，为流动性医疗服务开展奠定了基础条件。

其次，"一七十"服务机制，解决了开展人群基本医疗服务的软件服务问题。通过每月一次定期巡回医疗服务，实现日常诊疗服务、分级诊疗服务、中医药适宜技术应用、重点人群上门服务、健康宣教活动、特色延伸体验和医养结合探索七大功能，完成十个自然村的巡回医疗服务，创立问、测、诊、建、谏和访"六大"工作方法来丰富服务内涵，塑造了服务站的核心专业服务能力。

最后，"一一一"三一延伸服务，让高山里的患者享受"一次不用跑"的医疗卫生服务，在送医送药送健康的同时送去了亲情，缓解了医患矛盾，构建了山区基层卫生院独特的医疗与健康宣教服务模式，成为服务山区群众的一面旗帜，在"看病难、看病贵"的现实条件下具有重要的民生示范意义。

董恩宏

上海交通大学健康长三角研究院　双聘研究员

上海健康医学院健康管理系　副教授

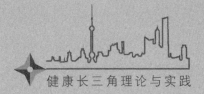
健康长三角理论与实践

技 术 篇

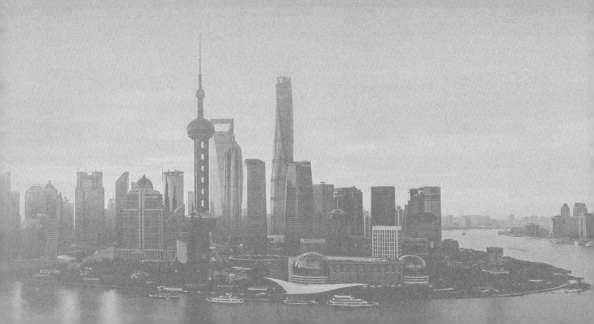

"365"服务工作法：创新家庭医生签约模式

一、背景与动因

虹口区是上海市中心城区之一，位于上海市区北部偏东，总面积约为23.45平方公里，下辖8个街道、212个居民委员会。截至2017年底，虹口区户籍人口为74.42万人，18岁以下户籍人口为72 882人，占户籍人口总数的9.8%；60岁及以上户籍人口为282 273人，占户籍人口总数的37.9%。2018年，虹口区实现地区生产总值（GDP）838.01亿元，一般公共预算收入116.75亿元。截至2018年底，全区已建设8家社区卫生服务中心，32个家庭医生诊所，已有效构建起以家庭医生制为核心的社区卫生服务网络。

2015年初，上海市政府出台《关于进一步推进本市社区卫生服务综合改革与发展的指导意见》及8个配套文件，开始了新一轮社区卫生服务综合改革，这轮改革被称为社区卫生改革的"上海模式"。其中最大的亮点在于推出"1+1+1"签约服务，即社区居民自主选择一家社区卫生服务中心、一家二级医院、一家三级医院进行签约，同时可享受全程健康管理、预约转诊、慢病长处方和延伸处方等服务。

"1+1+1"签约在推广之初，虹口区就顺利将老年人、常去社区就诊居民、慢性病患者等群体逐一覆盖。但是在全人群推进的过程中遭遇到了如下障碍：签约实施主体单一，卫健部门单兵突进，签约、宣传工作力不从心。"1+1+1"签约在推进过程中遭遇"三不一有"瓶颈，即签约对象对签约服务有顾虑，不配合、不接受、不认可等情况。虹口区为了让更多居民享受到安全、便捷、可及、有效的卫生服务，针对这些障碍，以问题为导向，努力探索"符合虹口实际，具有虹口特点"的可复制可推广的社区卫生工作模式。2017年5月，虹口区将家庭医生签约工作纳入街道社区综合治理范畴，并逐步形成虹口区"365"家庭医生签约服务工作法，于2017年9月实现全区覆盖。

二、举措与机制

"365"家庭医生签约服务工作法（见图33），其中，"3"是指把握签约过程中认知、服务与群众满意度这3个关键环节；"6"是指由家庭医生协同社区居委开展就诊、上门、集中、机构、电话、网络6种签约方式；"5"是指精准定位社区5类签约服务人群，即标杆人群、就诊人群、重点人群、特殊人群、其他人群。其中，标杆人群是指居委会干部、楼组长、社区志愿者，率先签约；就诊人群是指经常到社区卫生服务中心及诊所就诊的社区居民，在就诊时随即签约；重点人群是指慢性病管理对象、养老机构入住老人、家庭病床病人等，予以优先签约；特殊人群是指残疾人、帮困救助对象、精神障碍患者、计划生育特殊关爱群体，全覆盖

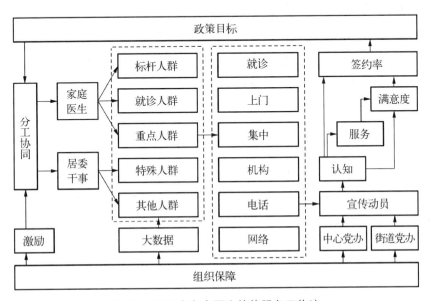

图33 "365"家庭医生签约服务工作法

签约；其他人群是指较少到社区或从未到社区就诊的社区居民，尽量签约。

为精准对接群众对健康生活的需求，虹口区重点推进分类人群精细化管理，引导签约服务从注重数量转向注重质量。2018年3月，虹口区出台《虹口区"365"家庭医生签约服务工作法（2.0版）实施方案》，并编发《虹口365工作法指导手册》，进一步深化实施"365工作法"。相对于1.0版，2.0版实施方案有了更加丰富的内涵，并明确如下3项主要任务。

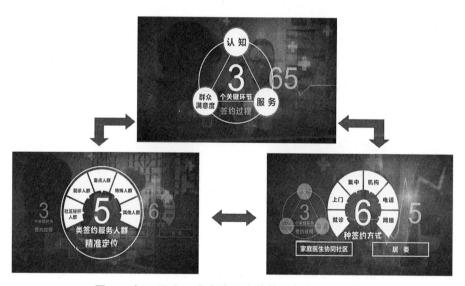

图34　虹口区"365"家庭医生签约服务工作法2.0版

（一）精准匹配居民需求

1. 设立签约服务首席医师

定期收集整理签约信息，公布每位家庭医生签约数量及服务质量，从中不断梳理问题，有针对性地提出解决方案，形成以问题为导向的目标管理机制。

2. 设立居民签约服务中心

开设家庭医生签约服务咨询热线、家庭医生群组和微信公众号，落实专人负责制，受理家庭医生服务申请和医疗咨询，宣传推广家庭医生签约服务政策，反馈居民签约服务体验。

3. 设置"基础包＋个性包"签约服务清单

以重点人群为对象，除基础服务包外，针对重点人群，设置7类个性化签约服务包，制作相关宣传册，推广针对性签约服务。

4. 继续加强家庭医生能力建设

与上海中医药大学合作共建中医大附属社区卫生服务中心，持续加强现有住院医师规范化培训社区教学基地、全科医师转岗培训基地建设。通过多种途径充实社区家庭医生队伍，统筹人员配置。

5. 满足签约居民合理用药需求

动态调整用药目录，使常见病的基本口服药物以及长处方、延伸处方药物品种在区域医联体范围内基本统一，各社区卫生服务中心之间常用基本药物供给达到同质化。

6. 提升签约服务特色，打造服务品牌

鼓励各社区卫生服务中心根据所在地主要疾病谱、辖区居民特征与需求，因地制宜，发展特色服务，打造中医康复保健、儿童康复等服务品牌，提高服务人群的覆盖率。

7. 加大宣传力度，全方位提升居民知晓率

统一规范本区家庭医生服务标志，充分利用社区卫生服务中心微信公众号、微电影多种现代传媒手段，结合主题做好宣传活动，突出宣传家庭医生签约服务便民、利民、惠民政策，形成良好的宣传效应。

（二）依托信息平台，助力精准签约

信息系统通过后台数据分析，可知社区总体签约现状、家庭医生个体签约情况以及有社区服务（就诊、慢病管理、公共卫生服务等）信息而未及时签约的居民的基本情况，使签约工作的开展有的放矢。社区卫生服务中心为家庭医生统一配备移动随访终端，通过加强诊疗设备保障，优化服务操作流程，提高服务效能。

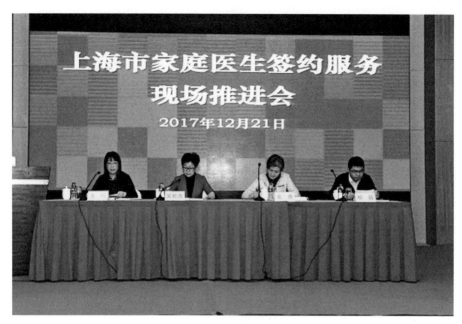

图35　上海市家庭医生签约服务现场推进会

（三）依托区域医疗资源，丰富签约服务内涵

一是推进医联体资源有效下沉。依托医联体优势资源，充分发挥区域影像中心、心电诊断中心、检验中心的功能，推动优质医疗资源和居民就医"双下沉"，实现基层服务能力和医疗服务体系宏观效率"双提升"，使家庭医生业务能力和签约服务内涵得到进一步提升。

二是推进医防融合健康管理。整合本区脑血管病诊疗中心、糖尿病诊疗中心资源与社区卫生服务网络，建立并完善区域"医防融合"的脑血管病、糖尿病等重点慢性病预防、诊治、救治和康复服务网络，通过开展疾病诊疗康复和健康管理梯度服务，推进构建有序的分级诊疗体系。

三是优化医疗资源布局。按照建设标准、硬件配置、软件设置、标牌标志、服务理念、绩效考核"六个统一"的要求，完善标准化社区家庭医生诊所的布局建设，不断提高服务可及性和便利性，推动基本医疗卫生服务向"全人口、全周期"转变。

同时，为了保障"365"家庭医生签约服务工作法（2.0版）的有效落实,虹口区还实施了3项保障措施。

一是建立激励机制,实现签约服务可持续发展。加大政府投入力度,完善社区卫生服务中心绩效工资制度,依据签约服务工作覆盖面和工作成效对街道居委的签约工作参与人员予以激励。

二是建立科学督导体系,有力推进签约服务。依托区域医联体,建立以签约对象数量与构成、居民满意度等为核心的评价考核指标体系,按考核结果设定激励控制系数,充分调动家庭医生团队的工作主动性和积极性,切实提高服务效率和质量。

三是建立定期会商制度,及时补足服务短板,完善部门协作机制。区卫健委定期全覆盖督导各社区卫生服务中心,与街道建立会商制度,定期通报签约工作进展,确保居民常见病、多发病的基本诊疗需求可在社区得到有效解决。

三、创新与成效

（一）签约快速提升,签约健康管理成效显著

1. 签约率快速提升

"365工作法"推广后,家庭医生签约率由2016年末的12.79%上升至2017年8月31日的24.3%;60岁以上居民签约率由46.72%上升至77.7%,签约率排名全市第四;2018年9月,虹口区"1+1+1"签约率为35.59%,60岁以上居民签约率为83.71%,签约率排名全市第一。

2. 签约居民社区就诊量持续增长

签约居民下沉社区与组合内就诊比例明显提高,组合内就诊比例由2016年的65.18%上升至2017年的71.66%,社区首诊比例超过50%。就诊人次数由2017年9月的224.48万增长至2018年9月的232.59万。

3. 签约健康管理成效显著

截至2017年8月31日,虹口区欧阳街道高血压患者规范管理率达到89.11%,血压控制率达到82.62%;糖尿病患者规范管理率达到

92.60%,血糖控制率达到82.69%。2018年9月,全区高血压管理对象血压有效控制率为82.91%,糖尿病管理对象血糖有效控制率达44.72%,高于全市平均标准。

4. 居民满意度与获得感增强

通过对签约居民的实地调研发现,居民普遍对"1+1+1"签约服务的获得感较强。同时,相关调研还发现,目前签约居民满意度较高的项目是药品服务,包括慢性病长处方与延伸处方服务。此外,2019年虹口区首创的"365"家庭医生签约服务工作法获评上海市"创新医疗服务品牌"。

(二) 全方位创新机制,提升签约服务质量

1. 宣传联动机制创新

虹口区社区卫生服务中心党办与街道党建办对接,依托网格化服务片区、党员服务中心等开展签约服务宣传,将签约宣传落实到每个居民、每个楼栋。① 与街道居委协同,开展居民签约与反馈工作。社区卫生服务中心医疗预防保健部对接街道服务办,依托居委干部推进签约服务工作;家庭医生与对应居委建立双向反馈机制。每周发布签约排行榜,通过中心党办推送至街道党建办、服务办、各居委。② 建立各方会商制度,提升签约服务质量。定期组织家庭医生、街道居委干部、志愿者等进行会商和培训,重点了解居民签约服务需求、组合内就诊依从性低和要求解除签约的原因,收集提升社区居民获得感实例,提高签约服务质量。

2. 签约服务内容创新,签约服务更有质

就诊组合内实现了使用上级医院用药处方,并免费配送到家,定期开展健康讲座,家庭病床优先使用,二、三级医院转诊预约,享受中医特色服务,骨科术后/脑卒中后康复病房,儿童康复服务等,与区医联体、区内三级医院多方位协作,使居民在社区就能享有更好的医疗服务。① 签约服务更便捷。配药难问题得到了缓解,延伸处方保证居民通过家庭医生就可以配到大部分药品；部分原先需较长时间等待的治疗项目，可享受预约就诊。② 签约服务更有效。家庭医生通过"健康教育—预防保健—临床诊疗"一体化服务，为辖区签约居民提供有效的疾病防治服务，促进居民养成健康生活方式，最大限度地减少疾病的发生，降低医疗成本。

3. 精准签约机制创新

基于实有人口信息，向家庭医生、居委干部提供全人口应签约人数、已签约、未签约居民以及60岁以上、慢性病病人等重点人群信息。家庭医生与居委会分工协作，居委干部上门宣传签约工作，有针对性地对标杆人群、重点人群、特殊人群等进行分类并逐一突破，提高签约成功率。

4. 激励机制创新

对家庭医生每签约成功一人核算标准化工作量，对签约服务成绩靠前的团队授予季度服务明星称号，年底予以一定的奖励。将获得好评的家庭医生推送至街道党建办，给予表扬；对街道居委工作人员、志愿者，按实际签约数量，以购买服务方式给予费用奖励。

四、启示与展望

虹口区"365"家庭医生签约服务工作法，以签约率目标为导向，以人群精准分类为基础，以多元化签约措施为手段，在家庭医生与居委两大主体的协同推动下开展宣传动员，利用"认知—服务—满意度"的签约导向拉力机制与"激励—协同"推力机制，有效实现签约率的突破与维系，形成了围绕政策目标的有效政策运行系统，健康管理成效初步显现。

签约是家庭医生服务模式的起点，而如何做深做实签约管理是下一步亟待思考的问题。关于签约管理工作，以下两个层面的完善是关键：第一，从居民的角度，如何满足"以人为中心"的普遍性与个性化需求。伴随着老龄化加剧、疾病谱转变、慢性病井喷，居民健康管理需求越来越多元化，在从"签约"走向"签约管理"的过程中必须考虑这种

"以人为中心"的需求的满足。第二,从家庭医生的角度,为了做好"签约管理"需要付出更多的时间与精力,在工作量和压力都提升的情况下,需要动态完善家庭医生绩效考核机制和激励补偿政策,使其薪酬水平与劳动价值相符。

为了使家庭医生签约更加高效,未来可从以下几个方面发展:一是进一步推行高效有序的社区首诊和分级诊疗制度,切实落实签约优惠政策,引导社区居民优先利用家庭医生诊疗服务;推动三级医疗机构和区域医疗中心向社区转诊工作,推行家庭医生与出院病人签约对接机制,开展社区康复与后续随访等健康管理工作。二是结合市民驿站和区域化党建建设,完善区域家庭医生诊所布局,进一步提高社区居民获得基本医疗卫生服务的便利性,提升居民就医体验;根据社区卫生服务综合改革的要求,结合实际情况,探索拓展工作内涵,打造多元功能社区。三是有效衔接医养结合服务。有研究显示,从老年人需求、经济与传统文化伦理角度来看,签约家庭医生是最好的"医养结合"形式。虹口区将完善社区卫生服务中心这一医养结合工作的支持平台,创新医养结合服务供给方式,为周边社区居民提供标准化的基本医疗和公共卫生服务,也为养老机构内入住的老人提供医疗护理和卫生保健一体化服务。

（报送单位：上海市虹口区卫生健康委员会）

专家评析

上海市"1+1+1"家庭医生模式是全国示范性经典模式之一,即居民选择一家社区卫生服务中心、一家二级医院、一家三级医院进行签约。签约居民可享受全程健康管理、预约转诊、慢病长处方和延伸处方等服务。

　　调查显示，上海市虹口区探索的"365"家庭医生签约模式是被实践证明行之有效的做法。"3"指把握签约过程中认知、服务与群众满意度这3个关键环节；"6"指由家庭医生协同社区居委开展6种签约方式；"5"指精准定位5类签约服务人群。"365"家庭医生签约模式是以突破"1+1+1"家庭医生模式在签约之初遭遇"三不一有"瓶颈为导向，探索"符合虹口实际，具有虹口特点"的可复制可推广的社区卫生工作模式。

　　首先，通过各种手段，加大宣传力度，全方位提升居民对家庭医生签约模式的知晓率。

　　其次，通过社区卫生服务中心党办与街道党建办对接，依托网格化服务片区、党员服务中心等将签约宣传落实到每个居民和每个楼栋。依托居委干部推进签约服务工作，每周发布签约排行榜，推送至街道党建办、服务办、各居委，且建立家庭医生与对应居委双向反馈机制和各方会商制度，有针对性地对标杆人群、重点人群、特殊人群等分类施策、精准签约，提高签约成功率和服务质量。

　　再次，设立居民签约服务中心，设置"基础包＋个性包"签约服务清单，开设家庭医生签约服务咨询热线、家庭医生群组和微信公众号等，落实专人负责制，受理家庭医生服务申请和医疗咨询，宣传推广家庭医生签约服务政策，提升签约居民或患者的满意度，提供"健康教育—预防保健—临床诊疗"一体化服务。

　　最后，对家庭医生的成功签约核算标准化工作量，对街道居委工作人员、志愿者，按实际签约数量，以购买服务方式给予费用奖励；对签约服务成绩靠前的团队授予季度服务明星称号，年底予以一定的奖励；将获得好评的家庭医生推送至街道党建办给予表扬，调动家庭医生、街道居委会工作人员等主体的积极性。

　　本案例中"推进医联体资源有效下沉"和"推进医防融合健康管理"等责权利、利益分享、制衡机制尚不够清晰,是否能真正达成"强基层"的可持续发展机制,真正担当起民众健康"守门人"的神圣职责,尤其是后疫情时代如何创新签约、提升签约服务的品质,仍有待实践的检验,希望相关各方不断总结经验和教训,适时对该模式进行动态评估,不断优化和更新迭代,引导签约服务从注重数量转向注重质量,令其成为"强基层"的时代标杆和实现"健康中国"的示范榜样。

黄　丞

上海交通大学健康长三角研究院　双聘研究员
上海交通大学安泰经济与管理学院　副教授、博导
上海交通大学中国医院发展研究院卫生经济与管理研究所　所长

"互联网＋分级诊疗"：打造医疗"全—专云平台"

一、背景与动因

上海市徐汇区位于上海中心城区的西南部，全区面积达54.93平方公里。截至2017年末，徐汇区常住人口为108.83万人，户籍常住人口81.81万人。2017年，徐汇区被评为国家卫生城市（区）。全区拥有各级各类医疗卫生机构344家，其中有三级医院8家，二级综合医院3家，社区卫生服务中心13家，社区卫生服务站60个，社会办医疗机构100余家；全国百强社区卫生服务中心2家，全国示范性社区卫生服务中心3家。截至2017年末，全区平均每万人口有全科医生4.68名，每万人口有家庭医生2.05名。

医疗卫生事业关系着人民群众健康，具有重要的战略地位。而现实中慢性病发病率上升导致医疗费用上涨、医疗资源分布不均、公共卫生事业发展不平衡等诸多问题，迫切要求医疗卫生服务从疾病管理向健康管理的全周期转变，从孤军奋战到协同奋进的多主体转变。建立分级诊疗制度，是应对当前挑战，实现医疗资源合理配置，促进基本医疗卫生服务均等化的重要举措。但是，全国各地在推进分级诊疗的实践中暴露出一些突出的问题：政府倡导基层首诊、分级诊疗的效果并不理想，如双向转诊机制不够顺畅，特别是二、三级医院下转至家庭医生服务通道还未打通；医疗资源共享机制不够完善，未能实现健康档案、医疗影像、检查结果的互联互通互认等。

随着互联网信息技术的蓬勃发展，借助互联网技术和大数据资源，构建政府牵头主导，医疗、科研等各单位协同配合，公众积极参与的医疗云平台建设成为应对上述医疗卫生事业新问题的探索性举措。徐汇区作为上海优质医疗资源乃至全国生命健康的科研机构聚集地,有着丰富的医疗资源的优势,构建医疗"全—专云平台",能够打通医疗机构之间的信息壁垒,对于实现患者利益最大化和推进全民健康事业这一最终目标大有裨益。徐汇区卫计委(卫健委前身)自2016年8月起,谋划整合区域内人力资源、技术资源、社会资源以及大数据资源,为居民提供全方位全周期的健康服务。2017年,徐汇区优化提升徐汇"云医院",打造医疗联合体内资源共享的信息化互联互通平台。2018年3月,徐汇区卫健委家庭医生整合型服务体系"全—专云平台项目"正式启动;5月,徐汇"全—专云平台"建设基本完成,实现区域内社区卫生服务中心全覆盖,并正式开始运行。

二、举措与机制

为了充分实现区域内医联体的医疗协同、医疗服务一体化管理,徐汇区引入"互联网+分级诊疗"思维,实践医联体内远程全—专协同服务新模式。这种模式通过信息化手段下沉优质医疗资源,提升基层医疗服务能力,提高优质医疗资源的可及性,促进分级诊疗目标的实现,引导群众到基层首诊、有序就医。

(一)构建多样化医疗联合体,优化区域网格化布局

从2015年起,徐汇区成立了两个紧密型医疗联合体,即"中山医院—中心医院—社区卫生服务中心"医联体和"市六医院—市八医院—社区卫生服务中心"医联体,将区内13家社区卫生服务中心按区域纳入两个医联体,形成网格化布局。

2017年,徐汇区制定海派中医流派传承研究基地建设、儿童保健、病理诊断、肺癌早期筛查及防治一体化、社区老年认知障碍全病程管理模式、预防儿童肥胖社区—家庭—母婴综合干预、社区全科医生眼耳鼻喉专科培训7个合作项目工作方案,以项目为纽带,聚焦专科专病防治

一体化和全科医生能力培养。

（二）丰富"1+1+1"签约服务内涵，夯实分级诊疗群众基础

落实基层首诊，以"服务"吸引签约居民是关键。徐汇区出台了以下举措：① 推出《徐汇区家庭医生签约服务包（1.0版）》。该服务包分为基础包、组合签约包和10类重点人群包，其中组合签约包包括"五优享""五专享""五汇享"服务。特别是"五汇享"作为徐汇居民独享的签约服务，是对特色服务的汇集，也是对自主签约居民的承诺，从而达到"基本＋补充"的叠加作用。② 基于数据共享的智能化健康评估和管理。依托家庭医生工作站，开发健康评估模块，包含健康评估、健康指导、管理方案和追踪评估四个功能。截至2018年末，已试点开展4 000余人次，为居民提供了书面的健康管理报告，广受好评，将逐步在全区推广。③ 探索重点疾病全程健康管理。以脑卒中、糖尿病为重点，继续完善覆盖一、二、三级医院的综合防治体系，借助学科项目医联体建设，探索肺癌早期筛查和防治一体化路径，以签约服务为抓手，为专病管理模块提供支撑，探索形成预防、早筛、诊断、治疗、康复的全程健康管理链。

（三）创新医联体内云平台服务模式，推动大数据智慧医疗进程

1. 基于徐汇"全—专云平台"的全—专联合诊疗

这一联合诊疗流程如下：① 全科医生首诊，通过"全—专云平台"发起疑难问题联合诊疗预约申请至上级医疗机构专家，同时填写预约申请单、患者病史摘要和会诊目的，确定联合诊疗时间，并告知患者。② 联合诊疗当天，患者、全科医生、专科医生三方参与，通过视频进行诊疗。诊疗中可调阅患者的健康档案、电子病历等协助专家诊断，也可根据患者情况临时邀请其他专家加入，诊疗结束时，专家给予诊疗建议及全科医生后续治疗安排（转诊、住院、开具处方等）。③ 无须转诊、转检的患者结束就诊，需要转诊、转检的患者由全科医生提起相关申请，患者按预约时间前往上级医疗机构，通过绿色通道完成转诊、转检。④ 转诊、转检结果由"全—专云平台"定点推送全科医生，实现患者下转社区后的健康管理。

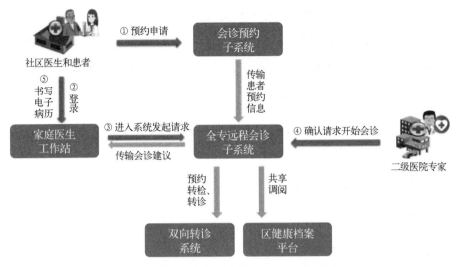

图36　徐汇"全—专云平台"的全—专联合诊疗流程

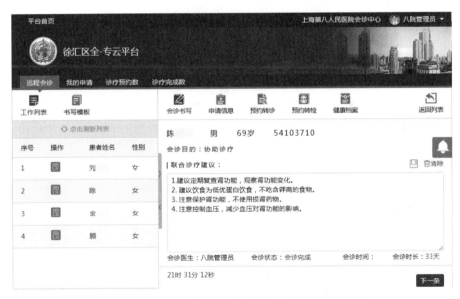

图37　徐汇"全—专云平台"的全—专联合诊疗界面

2. 基于传统医疗机构内网的专线互联互通

直接嵌入家庭医生工作平台，全面兼容现有医疗信息系统，平台与家庭医生工作站、区域健康档案平台、家庭医生签约系统、预约转诊系统、双向转诊系统等进行多系统优化集成。

3.基于医联体架构的诊疗数据全面调阅共享

整合社区卫生服务中心资源，打通二、三级医院和社区卫生服务中心的数据通道，实现根据患者的不同需求，在医联体内各级医疗机构远程实时、安全地调阅居民健康档案。

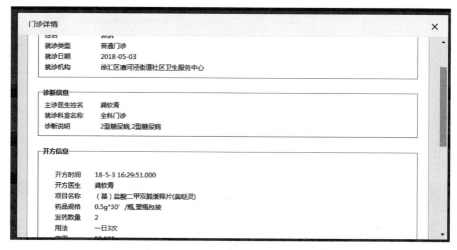

图38　全一专联合诊疗病史

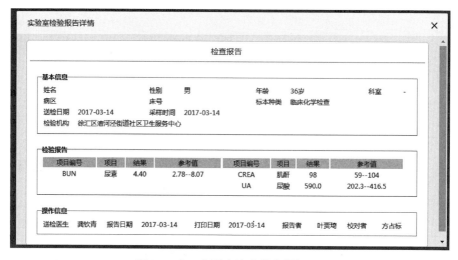

图39　全一专联合诊疗检验调阅

4.基于线下组团模式的双向转诊闭合通道

徐汇"全—专云平台"基于线下"1+N+N"组团支撑,"1"是指家庭医生,是平台的核心和居民健康管理的一个核心;第一个"N"是每个家庭医生都对应全科团队内部或社区卫生服务中心内部护理、公共卫生等多个专业技术支撑;第二个"N"是指每个家庭医生都对应固定的二、三级医院多个专科医生团队的支撑,组成家庭医生"1+N+N"全—专联合团队,点对点地开展技术指导和全—专联合诊疗等服务。

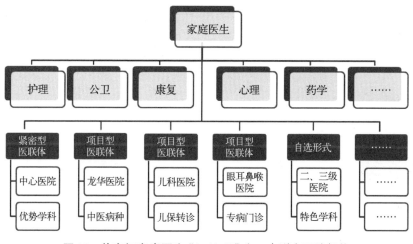

图40　徐家汇家庭医生"1+N+N"全—专联合团队架构

(四)具体案例分析

李老伯是居住在徐家汇街道的一位高血压合并冠心病患者,2017年1月因胸闷、气促去了街道所属的徐家汇街道卫生服务中心就诊,经药物治疗效果不明显,签约家庭医生为李老伯申请了徐汇区中心医院心内科郑宏超主任的全—专联合诊疗。联合诊疗当天,家庭医生陪同李老伯进行了全—专联合诊疗,向郑宏超主任简要汇报了李老伯的病情,并实时调阅了李老伯近期血压监测图谱及心电图检查结果。郑宏超主任补充问诊后,认为患者心肌缺血情况严重,邀请了中山医院宿燕岗教授一同会诊,最终给出转诊上级医院入院治疗的诊疗建议。

　　李老伯当天就通过为徐汇全—专云特设的绿色通道入住中山医院进一步治疗。治疗一周病情稳定后，李老伯出院，上级医院就诊信息及出院小结直接推送至家庭医生，二、三级医院专家也可在云平台上随时调阅李老伯的社区随访情况及健康信息。李老伯回家后，家庭医生定期随访，及时了解李老伯的病情变化。李老伯病情稳定后非常开心，直夸徐汇区云平台真棒，在家门口也能看专家了，还不用等候直接入住三级医院。

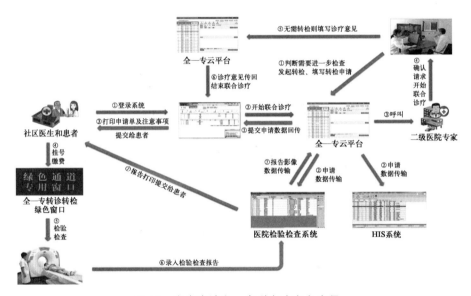

图41　患者申请全—专联合诊疗全流程

三、创新与成效

（一）构建区域分级诊疗网格化体系，实现社会医疗资源联合联动

　　徐汇"全—专云平台"是包含两个紧密型医联体，纳入13家社区卫生服务中心的网格化医联体布局。全—专联合诊疗利用远程视频系统，全科医生、专科医生、患者三方参与，全科医生在专科医疗团队的支撑下，能更加合理地检查、治疗和转诊；线上线下的有机结合，使双向转诊更有序、更通畅。

徐汇"全一专云平台"自运行以来,对常住居民的签约率提升效果显著。截至2018年8月底,徐汇区"1+1+1"签约服务累计签约28.29万人,签约率为27.06%,重点人群累计签约率为66.47%,其中60岁以上老人签约率为70.9%,重点慢性病患者签约率为84.8%。云平台预约转诊的引导作用日趋明显,以"中山医院—中心医院—社区卫生服务中心"医联体为例。2016年10月至2017年10月,到社区卫生服务中心首诊后转至徐汇区中心医院、复旦大学附属中山医院的居民人数分别为165人次和1 276人次;2017年10月至2018年10月,到社区卫生服务中心首诊后上转至医联体内两家医院的人数分别上升至333人次和2 937人次,同比增长了101.8%和130.2%。

（二）促进基层医疗机构诊疗能力提升,满足公众基本医疗卫生需求

徐汇"全一专云平台"着力打造以平台为媒介的一体化医学继续教育系统,通过联合诊疗、教学查房、病例讨论、远程教学等多种方式促进全科医师技能的提升,切实提高基层医疗卫生机构的基本医疗服务能力。

截至2017年底,徐汇区共有全科医生510人,家庭医生223人,每万人口全科医生数达到4.68名。2017年,全区社区卫生服务中心门诊诊疗人次为500.5万,开放床位数1 157张,床位使用率为99%,高血压和糖尿病的管理率、孕产妇和儿童的系统保健率等健康管理指标稳步提升。2018年5月,徐汇区社区卫生服务中心在2018年度上海市社区卫生服务综合评价中名列前茅,全区有2家社区卫生服务中心入选2018年度"全国百强社区卫生服务中心";2018年8月,以上2个中心接受国家中医药特色社区卫生服务先进区复审,成绩优秀。

（三）实现优质医疗资源下沉,推动分级诊疗实施

徐汇"全一专云平台"以网络为媒介实现家庭医生、专科医生在线联合诊疗,使优质医疗资源触手可及。与传统的下基层实地帮扶、指导模式相比,徐汇云平台节省了优质专家的时间成本和经济成本,对基层

医疗机构的帮扶更快捷、更全面，易于帮扶机制的常态化运行。

截至2018年末，徐汇区中心医院组建了22个专科团队，共102名专科医生，与7家社区家庭医生对接组团；市八医院组建了11个专科团队，共86名专科医生，与5家社区家庭医生对接组团，通过线上线下联动，顺畅实现基层医疗机构和上级医院之间的双向转诊、分诊和远程预约。

（四）提升签约居民的就医感受度，促进医患关系和谐发展

徐汇"全—专云平台"与传统就医模式相比，有以下亮点：

一是家门口的专家门诊。云平台遍布社区服务站、邻里汇，为居民提供了感受度高、近在咫尺的专家门诊。

二是全通畅的预约转检。通过徐汇云平台诊疗的患者，进行社区不开展的辅助检查，通过平台智能化安排，到上级医院检查可优享"绿色通道"，不等待、不排队，享受一站式服务。

三是自动化的检查结果推送。上级医院的各项检查结果，通过云平台自动推送给签约家庭医生，利于家庭医生对居民的健康全程管理追踪，未来预期实现对居民手机App的自动推送，让居民对自身的健康状况实时全掌握。2017年，在社区卫生服务综合评价中，徐汇区居民满意度调查得分为96.4分，位列上海市第二名。

四、启示与展望

前文居民就医案例展示了徐汇"全—专云平台"在优化患者就医流程、节约就医成本、推动基层首诊、联合协调医疗资源，以实现患者满意度提升、医患关系和谐发展中的重要作用。未来，"全—专云平台"还将从以下几方面继续推进。

（一）纵向、横向延伸

打破医疗机构数据壁垒是未来云平台的发展方向。目前，徐汇"全—专云平台"已全面覆盖区属社区卫生服务中心和二级医疗机构，平台运行顺畅。云平台的纵向延伸是打通"中山医院—中心医院—社区卫生服务中心"和"市六医院—市八医院—社区卫生服务中心"两个紧密型医联体数据对接和内部流程。横向拓展是指依托7个项目型医联体,完成区域内云平台的网格化布局,实现广覆盖的优质医疗资源联动。

（二）新功能、新模块拓展

为满足患者和医生的实际需求,徐汇"全—专云平台"将进一步开发新功能,如远程医教研、远程查房、App诊疗端开发、云支付等。同时,扩大手机App及微信免费程序的应用范围,为居民提供更便捷的健康咨询、就医指导、预约分诊和结果查询等智能化服务,预期实现优质便捷、足不出户的诊疗服务。

（三）引入AI技术应用

在医疗资源地域分布不平衡、全科医生短缺、医疗需求持续攀升的大背景下,人工智能有望成为医疗机构和医护人的强大"助手"和"外脑",可切实提升医疗健康服务的效率和质量,节约医疗支出。在区域医疗大数据共享的基础上,未来徐汇"全—专云平台"拟引入AI技术,在智能问诊、合理分诊、疾病筛查等方面积极探索,力争把家庭医生从简单重复的工作中解放出来,更好地服务于居民。

（四）加强信息数据安全建设

作为适应时代潮流的产物,徐汇"全—专云平台"实现了大数据和医学的深度融合,在分配资源、辅助治疗、质量监管等领域具有无可比拟的优势。值得注意的是,患者隐私泄露、信息安全、医患交流模式改变带来的伦理问题已经在医疗卫生领域逐渐显露。在未来更大数据资源涌入的背景下,确保技术的使用不会对人的主体性和患者生命价值带来损害尤为重要。为此,徐汇区"全—专云平台"将严格按照相关法规政策和医学伦理,以高度责任感,加强数据库安全性建设,确保平台信息安全。

（报送单位:上海市徐汇区卫生事业管理发展中心）

专家评析

　　互联网医疗是互联网与医疗全链条、全主体的结合，涉及互联网企业、医生、患者、医院、制药企业、物流企业、保险企业七大主体，包括了以互联网为载体和技术手段的健康教育、医疗信息查询、电子健康档案、疾病风险评估、在线疾病咨询和诊断、远程会诊、远程康复、电子处方、药品配送等多种形式的健康医疗服务。由于医疗行业的技术壁垒较高，医疗领域是互联网技术渗透相对缓慢的行业，而徐汇"云医院"作为上海公立医院中开展互联网医疗的先行者，其成功的经验对我国广大的公立医院具有较强的借鉴意义。

　　事实上，从全国范围看，上海本身就是各类医疗资源相对集中的地区，而徐汇"云医院"所在的徐汇区更是集中了大量的优质医疗资源。徐汇"云医院"起步时依托的徐汇区中心医院尚为二级医院，但该医院积极利用互联网的优势，串联起区内不同专科医疗机构，打通了不同级别医疗机构之间的壁垒，不仅成功构建了分级诊疗的网格化体系，实现医疗资源的优化配置，给患者提供了"在家门口看专家""大医院转诊绿色通道""检查结果自动推送"等实惠，同时也带动了医院自身的发展建设。结合互联网医疗跨越时间和空间限制的特殊属性，徐汇"云医院"的经验对于中西部医疗资源配置相对匮乏的地区，可能具有更大的借鉴意义。随着5G技术的发展，相信互联网医疗将在全国有更快更好的发展前景。

　　当然，目前徐汇"云医院"的运营也不是十全十美的。医联体内的向下转诊情况不尽如人意，这也涉及很多的利益相关方，单独依靠徐汇"云医院"可能无法快速解决，在此也呼吁政策制定者和医院管理者通过更多的正向激励手段将分级诊疗制度做实做细。

何达

上海交通大学健康长三角研究院　双聘研究员

上海市卫生和健康发展研究中心健康科技创新发展部　副主任

SPD院内物流系统：区域医用耗材管理创新实践

一、背景与动因

太仓市位于江苏省东南部，总面积809.93平方公里，下辖三区六镇。截至2018年底，太仓市常住人口为71.92万，2018年地区生产总值达1 331亿元，综合实力连年位列全国百强县（市）前十。2018年，太仓市荣获世界卫生组织"健康城市最佳实践奖"，荣获"中欧绿色和智慧城市先行奖"。太仓市现有三级医院2家，二级医院4家，社区卫生服务中心（乡镇卫生院）18家。自2010年健康信息化工作列入政府实事工程以来，太仓市先后建设了覆盖全市公立医疗卫生机构的业务信息系统20多个；2012年，太仓市被评为江苏省卫生信息化工作先进县（市）；2017年，太仓市区域人口健康信息平台成为首批通过江苏省卫计委四级平台评测的6个县市区之一；2019年，太仓市卫健委获国家医疗健康信息互联互通标准化成熟度四级甲等单位。

医用耗材管理包括耗材的采购、质量验收以及相应的储存入库和发放出库等环节，这一直是太仓市卫健部门重点关注的工作之一。但以往医疗机构所需耗材总数和库存情况无法进行准确统计，如科室以领代支，无法准确统计实际消耗，导致采购供应速度不匹配，采购计划执行状态难以跟踪。另外，耗材供需结构性矛盾突出，物品积压、过期、丢失时有发生，增加了医用耗材的管理使用成本，线下违规采购难以监管，也给医疗工作带来了一定的安全隐患。

在基本建成各项医疗卫生业务信息系统后，如何运用成熟的信息化物流技术实现医用耗材的精细化管理便提上了议事日程。为此，太仓市卫健部门组织相关医疗卫生单位进行专题讨论，实地考察了一些三甲医院已建成的院级医用耗材SPD管理系统（supply processing distribution），最终确定建设区域医用耗材SPD智慧物流管理体系，并制定了阶段性目标：一是先期建设太仓市一院、中医医院两家三级医院的医用耗材智慧物流管理系统；二是在试点总结的基础上，建设覆盖全市所有二级医院和社区卫生中心（卫生院）的医用耗材智慧物流管理系统，完成全市统一的区域医用耗材SPD智慧物流管理平台建设。

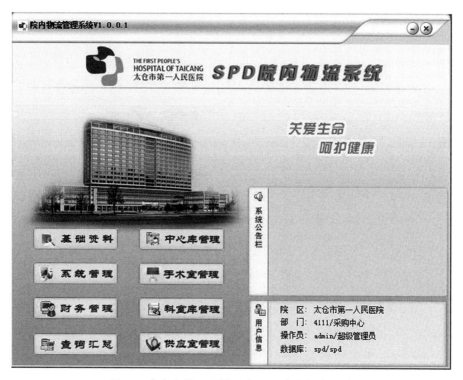

图42　太仓市第一人民医院SPD院内物流系统

二、举措与机制

（一）建设区域统一标准的医用耗材SPD智慧物流管理系统

通过对信息技术、专业化管理、配送能力等多个方面的考察，太仓市卫健委与相关科技公司共同探索区域内医用耗材管理与物流信息化技术相结合的新模式。从而将医用耗材生产厂家和供应商、耗材目录、医用耗材唯一物流条码、订单、实货验收、入库确认、退货、物流配送、对账结算等业务信息全面纳入医用耗材SPD智慧物流管理系统。

（二）严格把控供应商资质，实现院内外物流全流程管理

建立严格的供应商准入资质审核和管理机制。一方面，对在江苏省集中采购目录或备案目录内的医用耗材的生产厂商和供应商，直接从标准库中调入医用耗材产品字典；另一方面，对江苏省暂未规定实行集中采购的医用耗材，生产厂商和供应商必须提供全面的产品资质和公司资质材料，审核产品实物与生产厂商信息保持一致，提交入库后，方可从标准库中调入信息。开放供应商采供耗材平台账号和权限，从而有效整合医用耗材数据信息，同步对院内、院外物流进行全流程管理。

（三）SPD三级库存管理（国内首家三级库管理）

太仓市一院在传统的SPD中心库（一级库）、科室库（二级库）模式中率先加入了医用耗材院内物流三级库（虚拟）管理，形成了中心库验收、二级库定包、三级库精细管理的新模式。三级库（虚拟）主要指临床科室用于存放从二级库扫码后拆零耗材的地方，如诊疗室、换药室、护理车等区域。

SPD三级库存管理内容主要包括：① 可单独计费耗材。建立SPD物资与HIS收费（全称为Hospital Information System，主要包括药房管理、病区管理和手术管理三个模块）项对照关系，统计二级库扫码后拆零耗材的使用情况和存量，实时查询三级库库存情况，并盘点出具体科室进消存报表。② 诊疗项目计费耗材。根据各病区、消耗点诊疗项目（如换药）历史对应耗材种类和使用数量，确定某诊疗项目所用耗材种类和数量，根据诊疗项目开展情况，自动生成二级库扫码后拆零耗材的使用情况和存量，盘点后出具科室进销存报表；支持以病人或诊疗项目查询医用耗材的使用情况，并可做科室间耗损率比较。③ 医

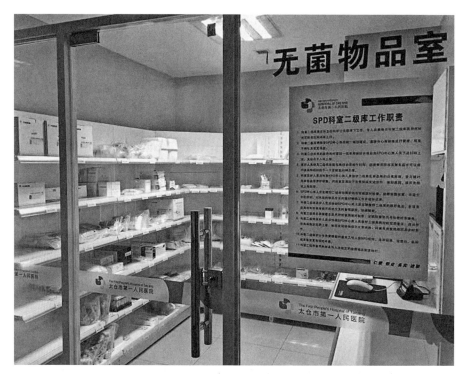

图43 太仓市一院SPD科室库的无菌物品室

嘱消耗耗材。在HIS系统中实现文字医嘱转换诊疗项目医嘱，统计不收费医嘱对应耗材及使用数量，实现更精细化的科室医用耗材进销存报表。

（四）高值耗材管理

在手术室、麻醉科、介入室设置高值耗材智能柜。供应商同意备货的高值耗材，在医院验收后，生成RFID（radio frequency identification，射频识别的缩写）电子标签和条形码，由SPD中心库人员通过密码、指纹或人脸识别后放入高值耗材智能柜。高值耗材智能柜自动识别产品、自动盘点、更新库存信息，使用科室通过密码、指纹或人脸识别后取用所需高值耗材，智能柜再行自动盘点，更新库存信息并判断是否达到补货点来生成补货信息传输到系统。在高值耗材智能柜存放区域均部署视频监控，对高值耗材使用进行全程监控。

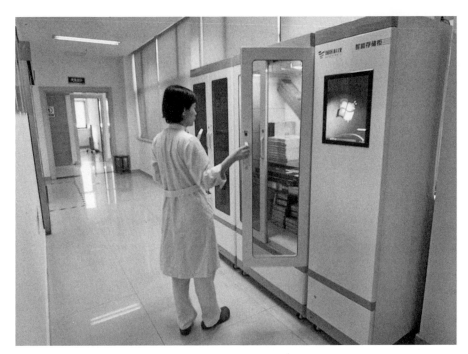

图44　SPD中心库人员在智能柜存取高值耗材

（五）术式套包管理

手术室将两天后要进行的手术信息录入HIS系统并传递给SPD系统,第二方派驻在医院手术室的工作人员通过SPD系统获取相关信息,根据手术类型、手术台数将相关手术所需耗材归并成术式套包,方便手术耗材领用管理,提高工作效率。标准套包中的耗材,以验收单上的条码作为科室收费源头,实现手术耗材规范使用和术式套包状态的全程跟踪,手术耗材消耗与HIS医嘱收费信息进行关联,按病人、单病种或术式耗材的成本核算。

（六）"消耗后结算"模式

存放在SPD中心库（一级库）、科室库（二级库）的所有医用低值耗材及存放在高值耗材智能柜的高值耗材的物权属于供应商,只有在扫码使用后才发生物权转移,定期结算。结算有两种方式,在江苏省集中采购目录或备案目录内的医用耗材,根据实际使用量在江苏省公共

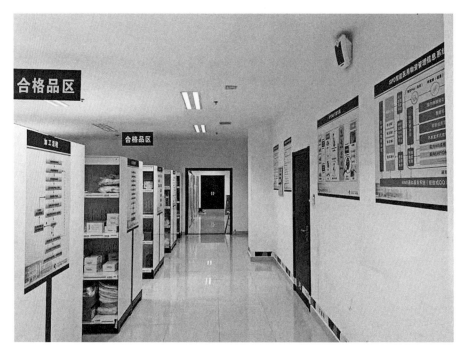

图45 医院医用耗材库存合格品展区

资源交易中心平台录入订单后结算；江苏省暂未规定实行集中采购的医用耗材，则根据实际使用量通过SPD采供平台与供应商结算。"消耗后结算"模式实现了医院医用耗材"零库存"和资金"零占用"。

三、创新与成效

（一）打造了业内领先的医用耗材供应链物流管理模式

一是有效规范医用耗材的采购与管理。全市推行医用耗材数据标准字典，编制统一的耗材目录，统一分类、统一编码、统一供应链基础数据，并与省公共资源交易中心医用耗材目录、备案目录相对应；除做好集中采购耗材对接之外，重点将自行采购耗材纳入SPD平台，完成医用耗材全覆盖监管，降低了腐败风险；实现医用耗材全程追踪、可追溯管理，通过三级虚拟库建设，医用耗材的来源和流向一目了然。

二是增强医用耗材使用安全。结合医改降耗、安全生产要求，促使各医疗卫生机构、临床科室维持合适的耗材保有量,限制专用耗材跨科室使用;对耗材有效期等信息进行实时监测,实现医用耗材智能管理。

三是降低医用耗材管理成本。据测算,太仓市一院推行区域SPD管理平台后,年节省采购耗材现金585万元,减少耗材物值损耗551万元。太仓市一院"医用物资科室三级库精细化管理系统V1.0"获国家版权局计算机软件著作权登记证书。

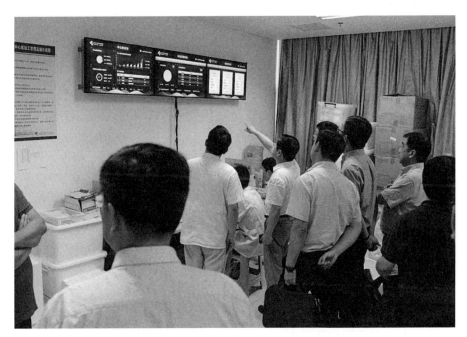

图46　医务人员观看医用耗材供应链物流管理系统

(二) 稳步实施实现多方共赢

一是在总结各地现有单机构医用耗材SPD物流管理系统的基础上,率先提出了区域化医用耗材SPD智慧物流管理体系的建设目标,并制定了先易后难的阶段性目标。第一阶段太仓市一院和中医医院的医用耗材SPD物流管理系统建成并投入运行,为第二阶段建设覆盖全市所有公立医疗卫生机构的区域医用耗材SPD智慧物流体系打下了坚实的基础。

二是医用耗材SPD模式的引入，促使医院外部协同商务、院内物流专业分工，实现医院、供应商利益共赢，被服务的患者受益最大，整体社会效益提升。

三是三级库（虚拟）对医嘱耗材管理按月、年汇总科室消耗差异，对诊疗项目耗材管理可查询各病区一个时间段内所做的诊疗项目总量及科室差异，进行统计分析，从而提高了医院医用耗材的精细化管理水平。

四、启示与展望

随着公立医院改革的不断深入，控制医疗费用增长，已成为卫生行政部门的重要任务。太仓市区域医用耗材SPD智慧物流管理体系建设在国内尚属首例，项目全部建成后，将全面提升太仓市医用耗材的精细化管理水平，实现对医用耗材从采购、仓储、患者使用等关键环节的动态监控，对于降低医院成本、改善医院收入结构、实现医院全成本核算都具有重大意义。

但是，在现阶段实施中也遇到一些问题。例如，医用耗材SPD智慧物流管理体系建设旨在探索院外、院内物流服务的全流程管理，需要供应商入驻SPD采供平台，医院采购订单在SPD采供平台直接下单和自动补货，这就必然与采购订单必须在江苏省医用耗材集中采购平台进行操作的现行管理体制产生冲突。目前，太仓市通过将江苏省集中采购目录或备案目录内的医用耗材，根据SPD二级库的实际消耗量，作为在江苏省医用耗材集中采购平台录入订单的方式，未在目录内的耗材直接在SPD采供平台与供应商结算的方式加以解决。但长期而言，还需进一步协调相关机制，目前正在开展的第二阶段建设中遇到社区卫生服务中心（乡镇卫生院）医用耗材使用量较小，如采用第三方派驻人员至各院运营中心库的方式，则成本过大。现在，太仓市卫健委正与第三方一起协商探讨成立区域配送加工中心（相当于医院中心库）的方式加以解决。

（报送单位：江苏省太仓市卫生健康委员会）

专家评析

　　SPD是中国医院医用耗材实现精细化管理的重要依托平台。目前，全国各地医院都在探索并实施医院医用耗材SPD管理模式，加强医院医用耗材的科学化、精细化、信息化管理，可以缓解医疗资源短缺、医疗水平有限、医疗成本高昂等矛盾，对于新时代中国医疗卫生改革事业也起到了助推作用。

　　太仓市卫健委在总结各地现有单机构医用耗材SPD物流管理系统的基础上，率先提出了区域化医用耗材SPD智慧物流管理体系的建设目标，并制定了先易后难的阶段性目标。其所提出的虚拟"三级库"概念，是整个SPD管理的亮点和核心，在此套系统中真正意义上实现了医院医用耗材全过程、全覆盖、全方位的实时管理，打造了业内领先的医用耗材供应链物流管理模式。

　　随着我国医疗卫生改革事业的不断推进，先进的供应链模式将医院医用耗材的各种资源进行科学、高效的整合，虚拟"三级库"概念打破了传统SPD的管理模式，以一体化信息技术为支撑，不仅可以规范医院医用耗材的使用行为，增进病患的信任感，而且可以降低医院的各类成本，提高医院管理、医院医用耗材管理的工作效率，在推进现行"零加成""二票制"等医院医用耗材改革政策的执行方面也具有重要的意义，从而实现新时代中国医疗卫生行业的良性发展、医疗卫生资源的优化配置、医疗卫生服务的能级提升、医患关系的和谐发展。

张徐靖

上海交通大学健康长三角研究院　双聘研究员
上海交通大学医学院附属瑞金医院资产管理处

"健康一卡通"：开创台州 "智慧医疗"新局面

一、背景与动因

浙江省台州市位于浙江中部沿海。台州既是一座具有悠久历史的古城，又是一座富有生机和活力的新兴港口城市，以"佛宗道源，山水神秀"闻名于世。台州经济发展迅速，是国家发展改革委批准的全国唯一民间投资创新综合改革试点城市。

近年来，随着经济社会的发展，台州群众对解决"看病繁"的问题呼声较大，主要原因如下：① 各医疗机构都有自己的就诊卡，但不能在疗机构之间通用，患者容易混淆也容易丢失。② 患者在基层医院就诊排队动辄几小时，看病费时费力。③ 患者在各家医疗机构的信息不联通，重复检查时有发生，浪费资源，增加群众不必要的开销。④ 支付环节多、支付方式单一，患者为付费反复排队，疲惫不堪。⑤ 检查结果不便于保存，病历详情不便于查看。

针对上述这些现象，2015年，新组建的台州市卫计委审时度势，提出了建设"健康一卡通"的设想：用一个平台，把各大医院连接起来；用一张卡，解决群众的看病就医问题；健康档案群众自己掌握。

二、举措与机制

台州市卫健委通过"健康一卡通"，打造"一卡就诊、脱卡结算"和"先看病后付费"的就医新模式，建设"智慧医疗台州"模式，改善群众就医体验。

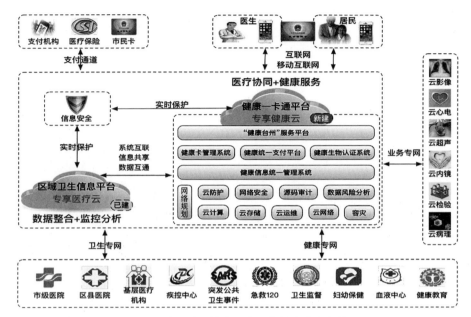

图47　台州市"健康一卡通"平台信息架构

（一）多卡合一，一卡就诊

本着"便民、利民、惠民"的原则，整合全市各家医疗机构的就诊卡，统一使用社会保障卡或健康卡，让数据多跑路，让群众少跑腿，实现"一卡在手、就诊无忧"。现在居民就诊只需一张卡即可，参保人员凭社会保障卡、未参保人员使用健康卡就诊。

（二）再造就医流程，缩减就诊等候时间

开发"健康台州"App，群众通过"健康浙江"手机App绑定和实名认证后，就可以通过手机分时段预约挂号，在线支付就诊费用。患者就医环节从原来的6个环节减少到2个，就诊平均等待时间由179分钟减少到75分钟，人工窗口数量减少70%，并逐步开通检查、住院、手术预约功能。

（三）医保脱卡结算，实现快捷支付

"健康台州"手机App提供医保统筹支付，并可通过支付宝、微信、银联等多种支付方式实现看病费用线上结算，实现手机预约、诊疗、支

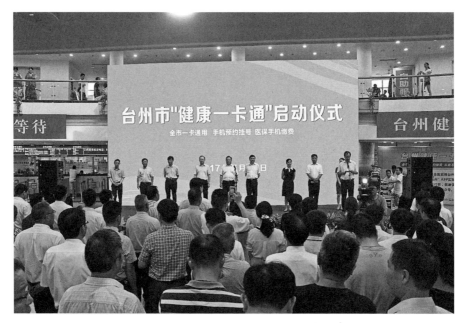

图48　台州市"健康一卡通"启动仪式

付，医保线上实时脱卡结算，实现患者在医院缴费、开票零排队。截至2018年底，台州市医院门诊自助结算率达63.99%，位居全省首位；门诊智慧结算率达69.7%，居全省前列。

（四）全面启用电子票据

2017年8月25日，全市医疗电子票据系统与市财政电子票据系统对接，产生全国第一张医疗电子票据，实现真正意义的医疗非税电子票据的全流程管理。患者可直接在手机App上查看和下载电子票据，解决了群众看病后窗口排队开票慢的问题，实现医疗收费票据的实时联网核销，对医保报销票据进行网上全程跟踪监管，规范医疗收费行为。2018年6月19日，在台州市中心医院生成全国第一张住院票据，打通患者离院前"最后一公里"，全市全面启用电子票据，在门诊、住院部均提供自助电子票据打印终端，方便患者打印票据。

（五）全市医疗信息共享互用，减免重复支出

医生在诊间可联网查阅患者在本市以往就诊信息，快速了解病人

血型、过敏药史、既往病史等信息,利于医生全面、准确地掌握患者病情,提高就诊效率,又避免重复检查用药,降低群众就医成本。

（六）"先诊疗后付费",缓减看病难

符合条件的参保群众在手机App上签约后在授信额度内（门诊600元、住院2万元）,可享受"先看病后付费"服务,无需先缴费即可挂号、诊疗、检验检查、取药,就诊结束后72小时内通过手机App一次性完成缴费,在全省率先实现"门诊就诊无支付"。

（七）健康档案自我管理

在确保群众健康档案个人隐私调阅安全和健康档案数据准确性的基础上,患者经"健康台州"手机App实名认证后,可在手机上查看本人历次就诊记录、检验检查报告等,实现健康档案的自我管理。

三、创新与成效

"健康一卡通"涉及全市所有医疗机构和市县两级卫生计生、人力社保、市民卡公司、各类银行等单位,涉及不同的软件开发商,是一项十分复杂的系统工程,台州举全市之力,创新破难,全力推进。

（一）创新资金引入

2016年,台州在全国首创由投资方全额出资的项目出资形式,由中国联通台州分公司全额出资1.5亿元,按照"社会投资、政府运营,统筹规划、分步实施"的原则,全面启动"健康一卡通"项目建设,项目建成后,市政府每年拨出1 200万元,用于系统的运营维护。

（二）创新政策突破

针对医保部门提出的实行线上结算医保资金可能存在的风险问题,台州市采取了人证卡机绑定方法,有效防止骗保欺诈行为;与财政、银行等部门对接,解决支付结算存在的政策问题。在医疗卫生领域,在全国首推电子票据。

（三）创新推广使用

"健康一卡通"是台州市委、市政府作为补齐民生领域短板推出的一项改革措施，2017年被列为市政府为民办实事项目，2018年市委、市政府又将其列入对各县（市、区）经济社会和市级医院目标责任制考核范围。各医疗机构成立志愿者服务队，宣传推广使用"健康一卡通"。

目前，台州市441家医疗机构接入"健康一卡通"，实现全市一卡通用，医保脱卡结算，检验检查结果共享互认，"先看病后付费"使患者就诊全程无支付，患者可自行管理健康档案。

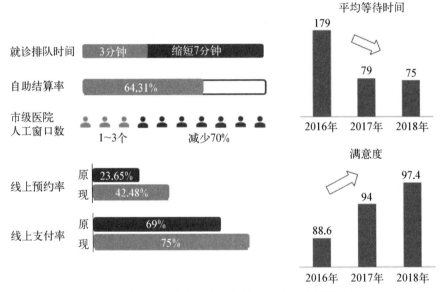

图49　台州市"健康一卡通"项目启动前后成效对比

四、启示与展望

建设高效统一的健康云平台，有效地解决了台州市医疗领域面临的诸如信息分布零散、服务对象众多等问题，降低了医疗机构的运行成本，改善了群众就医体验。健康云平台能够从多方面满足人民需求，大大提高了医疗机构的工作效率，为台州市医疗数字化转型提供了有力支撑。在此需求下，台州市利用数字化手段，整合了本级及下属区县现有的各种就诊卡,通过制定统一的医疗标准,建立了一个高效一体的信息化管理平台。

台州策划实施的"智慧医疗"信息化项目,经过长期的建设实施,已基本形成"一卡集成、一网覆盖"的健康信息网络,再造就医流程,开创"一卡就诊、脱卡结算""先看病后付费""医疗电子票据"等功能,实现全市医疗资源共享、减少重复检查,极大地改善市民就医体验,以信息化技术助推医疗卫生服务领域"最多跑一次"改革,走出一条智慧医疗新模式。

"智慧医疗"是深化医疗卫生体制改革的重中之重,利用信息化手段能够切实解决群众就医的堵点和痛点,有效解决群众就医的"三长一短"(挂号、候诊、收费队伍长,看病时间短)问题。台州市将持续深化医疗卫生领域"最多跑一次"改革,破解群众就医堵点、难点,强化健康云平台的公共服务功能,提供部分常见病与慢性病复诊、健康咨询、用药提醒、保险理赔、康复指导和药物配送等互联网医疗健康服务,并加快推进远程会诊、图文问诊、视频问诊"医联体"建设,探索"一次都不用跑"医疗体系建设,努力把台州的"智慧健康"项目打造成为国内一流、全省领先的标志性工程,成为全国医疗"互联网+"的示范样板。

（报送单位：浙江省台州市卫生健康委员会）

专家评析

从设想到落实,用了三年多的时间,台州智慧医疗的实践给患者的就医体验带来了巨大的提升,让群众的就医获得感显著提高。台州卫健管理部门通过打造"健康一卡通",实现"一卡就诊、脱卡结算"和"先看病后付费"的就医流程再造,其中有一些做法在全国均属首创。例如，本地患者凭借社会保障卡、外地患者凭借健康卡，就可以不用在更换医疗机构时创建多张不同的卡，大大提高了患者就医的便利性；台州实现了医保的脱卡结算，并全面启用医疗电子票据，实现医疗收费票据的联网核销和规范管理，患者可以像在餐厅就餐一样收到电子发票自己打印，极大地减少了就医过程中非医疗项目耗费的时间；台州实现了不同机构之间患者电子病历的共享，以及患者可以自己调阅健康档案，这也为患者健康的自我管理提供了有力保障。更加难能可贵的是，台州的医保部门与卫健部门联合行动，大胆地进行了政策突破，创新采用人证卡机绑定方法，有效防止骗保欺诈行为。

提升患者的就医满意度，只靠有限的政府财政资金以及医疗体系的IT团队显然是很难实现的。台州在全国首创由投资方全额出资的项目出资形式，按照"社会投资、政府运营，统筹规划、分步实施"的原则建设"健康一卡通"项目，政府则负责后期的系统运营维护。这是一种典型的公私合作（public-private-partnership，PPP）模式在医疗领域的应用，即政府用较少的财政资金撬动较多的社会资本，共同建设公益性质的项目。这也是我国医疗领域PPP模式为数不多的成功案例，值得总结经验并推而广之。

何 达
上海交通大学健康长三角研究院　双聘研究员
上海市卫生和健康发展研究中心健康科技创新发展部　副主任

"互联网+慢病管理+医联体":
创建马鞍山市慢病管理模式

一、背景与动因

马鞍山市地处我国华东地区的安徽东部,苏皖交会地区,是南京都市圈、合肥都市圈、长三角城市群成员城市,是皖江和长江经济带沿线城市,是承接产业转移示范区门户城市。作为工业化城市,该市企业职工人数占城市人口比例较高。马鞍山市下辖3个区、3个县,总面积4 049平方公里,建成区面积99.7平方公里。截至2018年底,马鞍山市常住人口为233.7万人,城镇人口为159.50万人。截至2018年底,全市有医疗卫生机构1 016个;其中,医院、卫生院有102个,社区卫生服务机构有100个,标准化村卫生室有434所,病床有9 636张,卫生技术人员有1.31万人。其中,马鞍山市中心医院下辖一体检中心、一分院、九个社区卫生服务中心及服务站,目前已签署覆盖马鞍山市区、当涂县、和县及下辖乡、镇等"医联体网络医院"20余家,形成专业门类齐全(涵盖医、护、药、检、康复等)、相对独立的层级结构。

当前,慢性病已经成为世界各国面临的严峻挑战。《2015年中国居民营养与慢性病状况报告》显示,十年间中国居民高血压、糖尿病等主要慢性病的患病率均呈上升趋势,全国慢性病死亡人数已经占到了总死亡人数的86.6%,慢性病已经成为威胁中国居民生命安全的最主要原因。而根据马鞍山市2016年7月至2017年6月对36 457名职工健康的危险因素调查发现,本市居民心脑血管危险因素、患病率均高于全国平均水平。

如今慢病防控的问题主要集中在慢病患者人群基数大、患者依从性较差、部分医务人员工作中存在惰性、慢病防治的手段单一等方面。

针对这些慢病防控问题，马鞍山市中心医院于2016年成立慢病管理中心，通过不断摸索创新，孵化出"互联网＋慢病管理＋医联体"管理模式，即以三级医院医疗中心为依托，通过互联网与各社区、各企业对接，组建专业化的专家团队，将诊治与健康教育、慢病防控与互联网应用有机结合。

二、举措与机制

马鞍山中心医院慢病管理中心建设的主要举措如下。

（一）构建三级管理结构

马鞍山市中心医院慢病管理中心构建了三级管理机构，即由社区全科医护人员组成基层团队，由慢病管理中心组成智能化管理团队，从心内科、内分泌科、神经内科及全科等科室抽调人员组成专家团队。

1. 组建基层团队

基层社区医护人员具体实施人群健康促进、高危人群发现和指导、患者干预和随访等基本医疗卫生服务。每年组织65岁以上老年人免费体检，对辖区内参与体检的老人的健康状况进行排查，获得第一手健康资料，利用慢病管理平台，在每个社区服务站点设立电脑终端，及时上传数据，实现网上资料"共享"，加强医防合作。

2. 组建智能化管理团队

慢病管理中心的智能化管理团队通过网络平台，自动提示社区卫生服务站点的基层管理团队，对患者实施针对性、个体化管理，必要时上门入户督促，同时对患者本人及其家属发送就诊提醒。建立双向转诊绿色通道，方便快捷地处理突发危重病人的向上转诊；对于三级医院就诊住院病人，待病情稳定后落实转回社区延续治疗，及时调整治疗方案，长期管理，推进慢性病防、治、管整体融合发展。

3. 组建专家团队

中心医院组织由心血管内科、内分泌科、神经内科、风湿血液科、呼吸科、肿瘤科、精神科、全科及康复科的医护人员组成的专业健康宣教团队,通过健康教育讲座,建立App健康知识定时推送、病友微信群,开通咨询服务电话,成立健康互助小组、组织健康促进趣味活动等,以多种形式开展基层健康教育。

此外,专家团队按照《安徽省高血压分级诊疗指南(2015年版)》《安徽省糖尿病分级诊疗指南(2015年版)》等诊疗规范,制订培训计划,对社区医护人员定期组织开展慢病防治进展专题讲座、培训。根据社区服务中心的需求,不定期组织专家下社区坐诊,负责社区中集中预约的疑难、难控慢病患者,调整诊疗及管理方案。专家坐诊的同时均有社区医生参与,边治疗、边带教,安排社区医生到市中心医院短期进修,双管齐下,提高社区医生的专业技术水平,满足慢性病防治需求。

(二) 利用远程医疗解决基层疑难病症问题

通过远程医疗解决基层疑难病症问题,也是缓解群众看病难的一个重要举措。中心医院慢病管理中心建立了互联网慢病管理微信专家群、社区群和医患群,利用互联网高效、便捷的优势在线上进行业务培训、病例讨论、学术交流、远程会诊等,在基层医院建立糖尿病、高血压的标准化诊疗流程;利用专家的"碎片化"时间,及时答复、解决社区医护人员诊疗中遇见的问题,让广大人民群众得到更优质的医疗服务。

慢病管理中心联合企业相关部门(如工会),借助网络化管理平台,在试点车间、分厂等投放血压血糖自动监测传输设备,实行上岗前自查及督查,实现三级医院、职工所属单位和职工的接续式分级管理。开设职工慢病就诊绿色通道,在企业的配合下,定期对患有慢病及高危险因素的职工人群进行集中义诊、健康教育及健康行为督导,随访记录相关指标。企业工会结合自身特点,配合开展对职工的教育及督查等工作,并通过平台与慢病管理中心及时沟通交流,取得了降低职工慢病发病率、延缓发病时间的效果。

(三) 多途径开展健康教育,最大化惠及群众

建立"马鞍山市心在线"微信公众平台、高血压之友微信群,开通咨询服务电话；录制《时间就是心肌、时间就是生命》等心梗健康宣传视频，在马鞍山市区主干道及企业职工食堂中播放；与电视媒体合作，录制《健康大讲堂》在市级电视台播放；传播"健康生活从限盐、低脂开始"的理念，前往企业职工食堂宣传高盐、高脂饮食的危害，帮助职工建立健康的饮食习惯。举办专题讲座45场，覆盖43 000余人次，深入社区开展健康知识讲座40余场次，共计3 500余人次参与。截至2018年6月，慢病管理中心共筛查116 972人次，电话回访30 000多人次，并对体检异常人员建立健康档案，社区居民建档4 387份；组织义诊30余次，惠及群众5 000余人次。

三、创新与成效

慢病管理中心项目开展两年来，成立了23个医联体医院，覆盖人口近100万人，向上级医院转诊300余次，绝大多数慢病病人实现了社区管理，实现了三级医院和社区卫生服务中心的"双赢"。

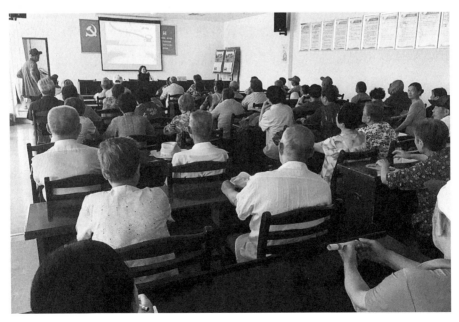

图50　安徽省马鞍山市中心医院健康宣传讲座

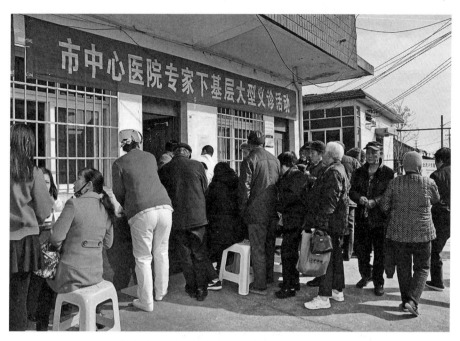

图51　安徽省马鞍山市中心医院专家下基层大型义诊活动

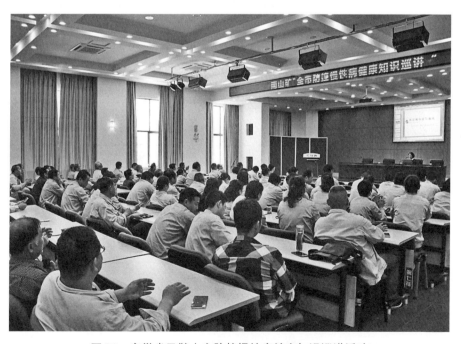

图52　安徽省马鞍山市防控慢性病健康知识巡讲活动

在对社区慢病工作的管理考核中，通过问卷调查的方法进行对照评估，结果显示医务人员知识面、管理对象慢病控制率显著提升。

表9   社区慢病工作在推广前后的变化

评 估 指 标	推广前	推广后
医护人员知识面	60%	85%
管理对象规范管理率	75%	100%
管理对象规范治疗率	61.4%	93.3%
管理对象血压控制率	72%	96%
管理对象血糖控制率	52.5%	85%
管理对象健康知识知晓率	56%	98%
管理对象自我管理率	53.8%	92%

在对重点厂矿开展的为期一年的干预研究显示：干预前后主要危险因素患病率明显下降，目标管理成效明显提升。

表10   主要危险因素患病率在推广前后的变化

主要危险因素患病率	推广前	推广后
高血压	36.9%	28%
高血糖	17.5%	11.7%
超重/肥胖	38.4%	35.9%

表11   目标管理在推广前后的变化

目标管理项目	推广前	推广后
知晓率	43.2%	100%
治疗率	40.3%	95.6%
控制率	13.35%	23.25%
管理依从性	37.5%	95.1%

慢病管理中心工作取得的成绩，得益于马鞍山市卫健委、市中心医院等相关部门的高度重视和大力支持。中心的工作经验分别在市级报纸、广播、电视、政府公共服务网站等渠道得以宣传。慢病管理中心申

报的相关课题得到马鞍山市科技局的科研立项，并作为重点项目被推荐参加安徽省科技厅科研立项申报。安徽省卫健委于德志主任、国家心血管中心王增武教授、国家慢病示范区专家组对于中心工作予以"值得总结提炼，要给予积极支持"的高度评价。

四、启示与展望

尽管"创新互联网+"大大提高了慢病管理的效率，但是在实际工作还遇到了一些问题：一是社区医护人员在社区慢病管理工作中的潜能未能充分发挥。目前社区医生忙于建档等日常工作，缺乏配套的薪酬分配制度，工作积极性普遍不高。加之社区医生技术实力总体薄弱，社区居民对其缺乏信任，病人留在社区就诊的意愿还有待提高。二是专家下基层有助于增强各卫生服务站点技术力量、方便患者就近就诊，但现实中各个社区服务站点门诊量少，专家下基层的长期作用有限，并对各站点医生利益形成一定冲击，在实际操作中难度较大。三是职工慢病管理存在"一头热"的态势，群众参与度不足，尚未完全形成多方联动的大环境。四是科研立项相对困难，选题不够"高精尖"，申报屡屡受挫，难以获得经费投入，导致慢病管理工作并非"一帆风顺"。

通过已有慢病管理实践，我们已认识到，健康教育作为慢病防治工作的重要手段，是投入少、成效大的一项工作；互联网技术是慢病管理工作中的高效手段，需要与时俱进，加强模式与机制创新；医联体建设的关键是实现医联体成员之间的利益共享。慢病管理任重而道远，我们将不忘初心，以人民需求为根本出发点，不断探索管理新模式。

（报送单位：安徽省马鞍山市中心医院）

专家评析

　　作为中国历史悠久的矿区和工业化城市，马鞍山市基于本地居民心脑血管等慢性病患病率偏高和优质医疗机构相对不足等特点，选择以互联网和远程医疗技术创新为突破口化解医疗需求与供给面临的突出矛盾，并以市中心医院为依托积极探索、创新"医联体网络医院"模式，在短短两年内取得了可喜的进步。马鞍山中心医院慢病管理中心的建设有可圈可点之处。首先，在三级管理结构中，借助智能化管理团队和组建专家团队双管齐下，共同支援和提升基层社区医护人员的慢病护理专业技术能力，并落实双向转诊、急慢分治等政策措施。其次，在远程医疗提供上，慢病管理中心结合本地企业职工占比高的特点，注重充分调动企业工会和职工的积极性，合作共建探索持续分级管理。但是，从目前的实际情况看，马鞍山市正在探索的"互联网+慢病管理+医联体"模式也面临诸多挑战，尤其是如何从人才和设备等方面提升基层医疗机构的实际提供能力以吸引和留住患者，如何形成更和谐的医联体内部协同分工机制，如何从激励机制上保证互联网和远程医疗服务的可持续发展等。我们期待未来马鞍山市会在这些方面实现突破，走出一条对中国其他类似矿区城市有借鉴和参考价值的新路子。

许永国

上海交通大学健康长三角研究院　双聘研究员

上海交通大学安泰经济与管理学院　助理教授

上海交通大学中国医院发展研究院卫生经济与管理研究所　研究员